# La Guía Práctica del Ayuno Intermitente Para Mujeres Mayores de 50

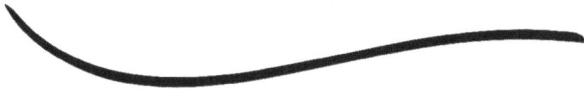

Pasos sencillos para ayudarte a perder peso, regular tu metabolismo y aumentar tu energía con un plan de comidas de 28 días, incluyendo 101 sabrosas recetas

**LINDA PARK**

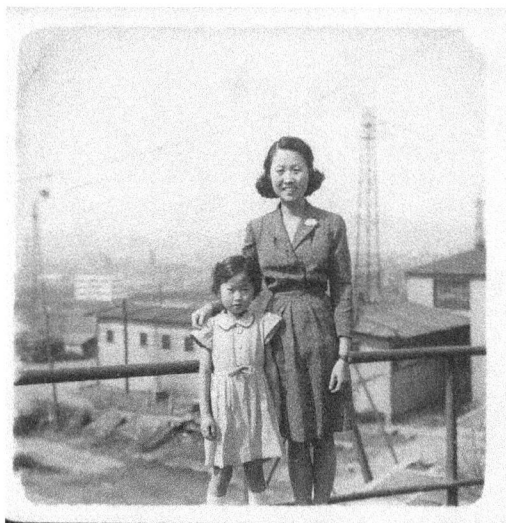

**A mi mamá** 어머 **y a mi abuela** 할머니

Ustedes recorrieron cada fase de la feminidad sin las herramientas de hoy en día, pero trazaron sus propios caminos únicos con fortaleza y resiliencia.

# TABLA DE CONTENIDOS

# INTRODUCCIÓN

Hace cinco años, la menopausia me sorprendió con una serie de desafíos, comencé a experimentar un aumento en mi ansiedad, sofocos, insomnio y un incesante aumento de peso. Parecía que mi cuerpo ya no era mío y me sentía atrapada en un ciclo interminable de desasosiego.

Pero en medio de estas luchas, descubrí un rastro de esperanza, una revelación que nuestros antepasados conocían muy bien. Ellos se alimentaban satisfactoriamente con una sola comida al día, uno de los muchos protocolos que existen en la práctica del denominado ayuno intermitente (AI). Intrigada por la idea de recuperar el control sobre mi cuerpo y mi salud, me sumergí en el mundo del ayuno intermitente, y lo que encontré fue sencillamente transformador.

La vida después de los 50 puede ser un baile complejo, en el que los cambios hormonales y el paso de los años nos plantean una serie de retos únicos. No somos ajenas a la frustración de un metabolismo más lento, la lucha por perder el exceso de peso y la batalla constante contra los niveles bajos de energía y la niebla mental. Las enfermedades crónicas acechan a la vuelta de la esquina, amenazando con deteriorar nuestra calidad de vida.

En estas páginas encontrarás la solución: el ayuno intermitente. Respaldada por la ciencia y apoyada por mi experiencia personal, esta guía te ofrecerá un viaje transformador que te conducirá hacia una salud holística.

A lo largo de este libro, encontrarás extractos de mi diario de ayuno, relatos honestos y sin filtros que destacan algunos de los desafíos a los que podrías enfrentarte durante el ayuno. También comprendo las luchas, las dudas y las metas anheladas. Juntas, navegaremos a través de los obstáculos, y te ayudaré apoyándote mientras comienzas este viaje.

Al adoptar el ayuno intermitente, recuperarás no sólo tu salud física, sino también tu autoestima y tu felicidad. Esta guía no trata de ajustarse a las expectativas poco realistas de la sociedad de la eterna juventud y de tener el cuerpo perfecto, sino de abrazar la belleza de cada etapa de la vida y tomar las riendas de tu bienestar.

Imagina que te levantas cada día con una sensación de confianza renovada, sintiéndote bien con tu cuerpo y tus decisiones. Imagínate disfrutando de la comida mientras avanzas hacia tus objetivos de pérdida de peso. Visualiza una vida rebosante de energía y claridad mental, en la que puedas participar plenamente en actividades con tus seres queridos y crear recuerdos que atesorarás para siempre.

Cuando concluyas la lectura de este libro, poseerás un conocimiento exhaustivo del ayuno intermitente y del profundo impacto que podría tener en tu salud. Dispondrás de las herramientas necesarias para poner en práctica un estilo de ayuno personalizado que se adapte a tus necesidades y preferencias únicas.

Juntas, exploraremos varios métodos de ayuno, disiparemos mitos sobre el ayuno y abordaremos los desafíos comunes a los que nos enfrentamos las mujeres mayores de 50 años. Profundizaremos en el ejercicio y en la importancia de la salud holística, haciendo hincapié en el apoyo nutricional orientado y en las alternativas de estilos de vida saludables.

También encontrarás 101 deliciosas recetas junto con un plan de comidas de 28 días diseñado para que tu viaje de ayuno intermitente te resulte agradable y llevadero. A medida que progreses, verás cómo mejora tu gestión del peso, tu metabolismo, tu energía y tu función cognitiva, todo lo cual contribuirá a mejorar tu salud y bienestar integral.

Me siento muy honrada de poder guiarte en este viaje. Al igual que tú, he experimentado las frustraciones, las dudas y alegrías de adoptar el ayuno intermitente. Mi éxito y transformación me han inspirado para compartir estos conocimientos y empoderar a otras mujeres como yo a tomar decisiones conscientes y a mejorar su salud.

No obstante, este libro no trata sólo de perder peso, sino de tomar las riendas de tu vida y adoptar un estilo de vida gratificante y pleno. Así que, si estás lista para develar los secretos del ayuno intermitente y embarcarte en un viaje de empoderamiento, te invito a pasar página y comenzar el siguiente capítulo de tu vida.

¡Recorramos este camino juntas, tomadas de la mano, mientras creamos una versión más sana, feliz y vibrante de nosotras mismas!

# 1

## EL ARTE Y LA CIENCIA DEL AYUNO INTERMITENTE

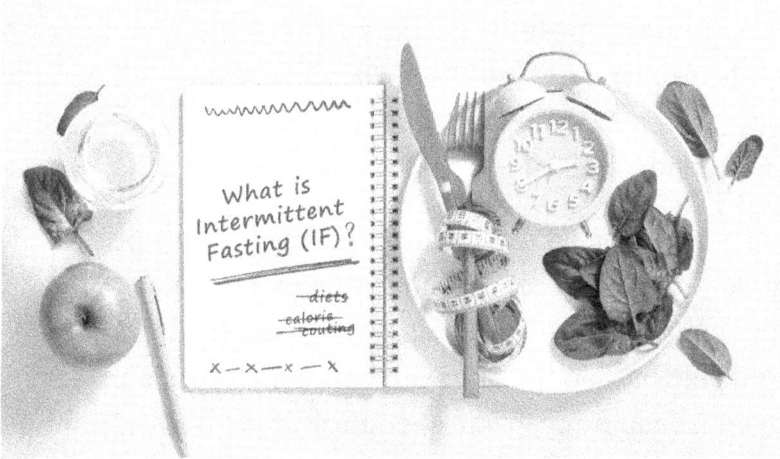

*Cada vez que me subo a la balanza, mi peso aumenta. ¿Estará averiada? Quedo desconcertada, jaja. ¡Ya no debería subirme más a esta cosa.* – Diario de Linda, marzo de 2020

A los 52 años, justo un mes antes de mi cumpleaños, me desperté en mitad de la noche empapada en sudor y con una gran ansiedad. "¿Acabo de mojar la cama?", me pregunté incrédula. Una vez que confirmé que no era así, mi alivio se convirtió inmediatamente en pavor. Me di cuenta de que mi cuerpo estaba pasando por "el cambio".

Pasé los años siguientes lidiando con los síntomas de la menopausia: ansiedad injustificada, olvidos y agobio frustrantes y falta de control sobre mi cuerpo, combinados con sofocos inoportunos y un aumento de peso incontrolable.

Dejé de sentirme yo misma y deseaba volver a ser como antes. Pero cuando me di cuenta de que esa mentalidad no me hacía avanzar de forma positiva, empecé a investigar todo lo que había que saber sobre la menopausia, desde qué es y cómo afecta a nuestro cuerpo hasta los síntomas y tratamientos: ¡se convirtió en una verdadera obsesión para mí!

Durante esta fase de aprendizaje, escuché un episodio de un podcast y descubrí el ayuno intermitente. No está de más intentarlo, pensé. ¡Y me alegro de haberlo hecho! El ayuno intermitente ha sido transformador para mí, especialmente porque me ha ayudado a recuperar el control de mi cuerpo y mi mente. Antes de sumergirnos en cómo funciona el ayuno intermitente, vamos a aprender más sobre lo que es y cómo puede beneficiar a las mujeres mayores de 50 años.

## ¿Qué es el ayuno intermitente?

El *ayuno intermitente* es un patrón de alimentación que ha ganado considerable atención por sus potenciales beneficios para la salud. Esta dieta se distingue de otras porque, en lugar de centrarse en qué se come, gira principalmente en torno a cuándo se come. Consiste en alternar periodos de ayuno con periodos de ingesta de alimentos, reproduciendo los ciclos naturales de banquete y hambruna que experimentaron nuestros antepasados.

Contrariamente a lo que se suele pensar, el ayuno intermitente no consiste en reducir las calorías o pasar hambre. Los periodos de ayuno se planifican cuidadosamente, y es esencial mantener una ingesta calórica saludable durante los periodos de alimentación. Centrarse en el momento oportuno y no en la privación, ayuda a reforzar una relación sostenible y saludable con la comida, lo que conlleva beneficios como la pérdida de peso, el equilibrio hormonal y una mejora de la salud metabólica.

## Encontrar el equilibrio: Los ciclos de alimentación y ayuno

El ciclo de alimentación y ayuno se remonta a los patrones alimentarios de nuestros antepasados, una época en la que la disponibilidad de alimentos fluctuaba en función de las estaciones y las circunstancias. Este enfoque cíclico se basa en nuestra adaptación evolutiva, lo que permite a nuestros cuerpos funcionar de forma óptima como lo hacían en la antigüedad.

### *Períodos de alimentación: La fase de nutrición*

Durante los periodos de alimentación, el cuerpo recibe nutrientes y energía de la ingesta de alimentos. Esta fase permite reponer los nutrientes esenciales, mantener las funciones corporales óptimas y proporcionar los recursos necesarios para los procesos anabólicos.

Los *procesos anabólicos* se refieren a la construcción y síntesis de moléculas complejas a partir de otras más simples, lo que es vital para el crecimiento, la recuperación y el mantenimiento del organismo. La alimentación estimula mecanismos como la

3

reparación y el crecimiento muscular, lo que permite mantener la masa muscular y la vitalidad del organismo en general.

### Períodos de ayuno: La fase reparadora

Durante los periodos de hambruna o ayuno, el organismo entra en un estado catabólico en el que se activan procesos como la autofagia. La autofagia es un proceso de limpieza celular que elimina los componentes dañados y el material de desecho, promoviendo la salud y el rejuvenecimiento celular. Este mecanismo de autolimpieza es vital para mantener la integridad celular y evitar la acumulación de sustancias nocivas.

Los periodos de hambruna también desencadenan la utilización de las reservas energéticas almacenadas, principalmente en forma de grasa acumulada. Sin nutrientes, el cuerpo recurre a sus reservas de grasa, iniciando el cambio metabólico en el que el cuerpo pasa de utilizar la glucosa a utilizar la grasa almacenada como fuente de energía primaria. Este proceso de quema de grasas favorece la pérdida de peso y mejora la flexibilidad y la eficacia metabólicas.

## Una comparación reflexiva: El ayuno intermitente frente a otras dietas

El ayuno intermitente se distingue de otras dietas por centrarse en el horario de las comidas y no en las restricciones alimentarias. A diferencia de las dietas tradicionales, que requieren contar calorías, controlar el tamaño de las porciones o seguir elaborados planes de comidas, el ayuno intermitente simplifica el proceso haciendo hincapié en cuándo comer en lugar de en qué comer. Este enfoque ofrece numerosas ventajas, lo que lo convierte en una opción práctica y sostenible para las mujeres mayores de 50 años.

Al centrarse en periodos de ayuno y alimentación, el ayuno intermitente permite al organismo utilizar plenamente las reservas de energía almacenadas durante los periodos de ayuno. Este patrón alimenticio rítmico favorece la flexibilidad metabólica y la adaptación de las grasas, lo que permite al organismo quemar eficazmente la grasa almacenada para producir energía. La activación de este proceso metabólico, conocido como *cambio metabólico*, puede contribuir a una pérdida de peso constante y sostenible en el tiempo.

A diferencia de las dietas que restringen grupos específicos de alimentos o imponen proporciones rigurosas de macronutrientes, el ayuno intermitente ofrece una mayor flexibilidad en la elección de alimentos durante los períodos de alimentación. Esta adaptabilidad garantiza que las personas puedan disfrutar de alimentos sabrosos sin dejar de cosechar los beneficios de este patrón alimenticio. Por ejemplo, la dieta mediterránea resulta muy adecuada para el ayuno intermitente, ya que se centra en ingredientes ricos en nutrientes y ofrece una gran variedad de alimentos.

## ¿Qué le ocurre a nuestro cuerpo cuando ayunamos?

Cuando ayunas, tu cuerpo experimenta una serie de intrincados procesos que contribuyen a numerosos beneficios para la salud. Una amplia investigación arroja luz sobre los mecanismos científicos que subyacen a estos cambios y que hacen del ayuno intermitente una poderosa herramienta para mejorar tu bienestar general.

### Tu fuego interior: quemar grasa y mejorar el metabolismo

Durante los periodos de ayuno, el cuerpo pasa de utilizar la glucosa como fuente de energía a descomponer y utilizar la grasa almacenada. Esta transición hace que el hígado produzca sustancias denominadas cuerpos cetónicos a partir de los ácidos grasos, un cambio que puede contribuir a la pérdida de peso. Todo este proceso culmina en un estado conocido como *cetosis*, que permite al organismo proporcionar energía al cerebro y a los músculos de forma eficiente.

El ayuno intermitente estimula al organismo para que alterne sin problemas entre el uso de la glucosa y la grasa almacenada, sentando las bases de numerosos beneficios para la salud, como la pérdida de peso, la mejora de la salud celular, el aumento de la sensibilidad a la insulina y la mejora cognitiva.

### El balance del azúcar: Regulación de la sensibilidad a la insulina

El ayuno intermitente mejora la sensibilidad a la insulina porque sus programas de alimentación crean periodos diferenciados de ayuno y alimentación para una mejor gestión de la glucosa. Durante el ayuno, los niveles más bajos de insulina hacen que las células sean más receptivas a la insulina, lo que mejora la regulación del azúcar en sangre. Esta mayor sensibilidad ayuda a alcanzar la armonía del azúcar en sangre y disminuye el riesgo de resistencia a la insulina y los problemas de salud asociados.

La mejora de la sensibilidad a la insulina fomentada por el ayuno intermitente reduce la probabilidad de padecer diabetes de tipo 2 al favorecer la estabilidad de los niveles de azúcar en sangre y ayuda a controlar el peso al evitar que el exceso de glucosa se almacene en forma de grasa. Al mejorar la regulación del azúcar en sangre, el ayuno intermitente favorece el bienestar metabólico y la salud cardiaca, reduciendo el riesgo de enfermedades crónicas como las cardiopatías.

## Claridad mental: Mejora de la función cerebral y cognitiva

La *neuroplasticidad*, o plasticidad cerebral, es la extraordinaria capacidad del cerebro para cambiar su estructura mediante la formación de nuevas conexiones neuronales como respuesta a nuevas situaciones. Este proceso, alimentado por las experiencias y el aprendizaje, mejora el desarrollo cognitivo, la memoria y la capacidad de aprendizaje, ya que refuerza las conexiones existentes y crea otras nuevas.

El ayuno intermitente potencia la neuroplasticidad aumentando la adaptabilidad del cerebro, principalmente mediante la liberación del factor neurotrófico derivado del cerebro (BDNF, por sus siglas en inglés). Elevado durante el ayuno, especialmente en cetosis, el BDNF estimula el crecimiento de nuevas neuronas.

El ayuno también refuerza las conexiones sinápticas, aumentando la plasticidad del cerebro. El aumento de los niveles de BDNF, facilitado por el ayuno intermitente, preserva la función cognitiva y también puede reducir el riesgo de padecer enfermedades neurodegenerativas como el Alzheimer (Gunnars, 2021).

### *Renovación profunda: Reparación y rejuvenecimiento internos*

Uno de los principales beneficios del ayuno es la activación de procesos de reparación celular como la autofagia. Como se ha señalado anteriormente, la autofagia es un sistema de mantenimiento natural de nuestro organismo, vital para la función celular.

Durante el ayuno, el cuerpo pasa del uso de energía a la conservación y reparación, activando la autofagia para reciclar componentes y generar energía. Aumentar el intervalo entre comidas lleva al ayuno intermitente a activar la autofagia con más frecuencia. Esto, a su vez, optimiza su eficacia y contribuye a un mayor rejuvenecimiento celular.

La colaboración entre el ayuno intermitente y la autofagia aporta múltiples beneficios para la salud. La autofagia ayuda a eliminar proteínas y células nocivas relacionadas con enfermedades asociadas al envejecimiento y refuerza el sistema inmunitario, al eliminar patógenos y residuos. Este proceso favorece la longevidad al reducir el riesgo de enfermedades crónicas y mejorar la salud celular en general.

## Bienestar personalizado: ¿Cómo beneficia el ayuno intermitente a las mujeres mayores de 50?

Atravesar las fases de la perimenopausia y la menopausia puede ser una experiencia difícil y frustrante. Tu par de jeans favoritos permanece en el armario, evitas la balanza y el espejo, y no te sientes tú misma física, emocional y mentalmente. Los cambios de esta transición vital pueden parecer increíblemente derrotistas, sobre todo cuando has estado intentando mejorar tus condiciones sin ninguna mejoría.

Cuando una mujer entra en los 50, su cuerpo experimenta cambios significativos. Los cambios hormonales hacen que sus niveles de estrógeno y progesterona disminuyan a medida que finaliza su ciclo menstrual. La reducción de estos niveles hormonales puede provocar varios cambios fisiológicos incómodos en el cuerpo, como aumento de peso -especialmente en la zona media- sofocos, metabolismo más lento y falta de energía.

El ayuno intermitente puede aliviar los síntomas de la menopausia que experimentan las mujeres, recientes investigaciones han puesto de manifiesto los efectos positivos de esta dieta que abordan los desafíos de esta nueva fase de la vida.

Comprender estas alteraciones es esencial para aceptarlas y gestionar de forma proactiva los retos que conllevan. Al reconocer estos procesos naturales, podremos prepararnos mejor para afrontar los cambios y avanzar con paso firme.

El ayuno intermitente es la práctica de un estilo de vida que se alinea con las necesidades cambiantes del cuerpo, aprovechando su potencial para aliviar los desafíos asociados con la perimenopausia y la menopausia. Exploremos los beneficios transformadores que aporta el ayuno intermitente y cómo puede ayudar a las mujeres a afrontar esta fase de la vida con vitalidad y resiliencia.

### *Transitando tus curvas: Cómo controlar el peso de forma saludable*

El control del peso se vuelve esencial en la transición de la mujer a la perimenopausia y la menopausia. La disminución de estrógenos puede hacer que la grasa rebelde se redistribuya y se acumule alrededor del abdomen. Además, puede provocar sentimientos de incomodidad y desconfianza en una misma.

El ayuno intermitente presenta una vía prometedora para abordar estas preocupaciones. En particular, un estudio publicado en 2023 por MindBodyGreen reveló que las mujeres que incorporaban el ayuno intermitente a sus rutinas, experimentaban una notable pérdida de peso y una reducción del perímetro de la cintura en comparación con las que seguían dietas tradicionales de restricción calórica (Kubala & Trubow, 2023).

Esta investigación arroja luz sobre la eficacia potencial del ayuno intermitente para controlar el peso y frenar la acumulación de grasa abdominal durante esta etapa de la vida. Sin embargo, es necesario seguir investigando si este resultado se acentúa específicamente en las mujeres mayores de 50 años.

### *Armonía hormonal: Cómo mantener el equilibrio hormonal*

Durante la perimenopausia y la menopausia, una compleja combinación de cambios hormonales puede contribuir a la aparición de numerosos síntomas molestos. Los sofocos, en particular, son un problema común.

Una parte del cerebro que se ve afectada por el descenso de estrógenos es el hipotálamo, responsable de mantener el equilibrio en todo el cuerpo, incluida la temperatura corporal. Cuando bajan los niveles de estrógenos, el hipotálamo puede percibir erróneamente que el cuerpo se está sobrecalentando. Sin embargo, el ayuno intermitente podría ofrecer cierto alivio para este frustrante síntoma.

Un estudio realizado por Zero Longevity en 2023 descubrió que las mujeres que seguían un protocolo de ayuno intermitente experimentaban una notable reducción tanto de la frecuencia como de la gravedad de los sofocos (Grant, 2023). Este hallazgo pone de relieve el potencial del ayuno intermitente para aliviar los síntomas relacionados con las hormonas y mejorar la calidad de vida de las mujeres durante la menopausia.

### Fuerza desde el interior: Preservación de la fuerza y la densidad óseas

El estrógeno desempeña un papel vital en el mantenimiento de la densidad ósea. Cuando los niveles de estrógenos disminuyen, la capacidad del cuerpo para producir nuevo tejido óseo se ralentiza y el tejido óseo viejo se rompe más rápidamente. Este desequilibrio hormonal puede provocar una disminución de la densidad ósea, aumentando el riesgo de osteoporosis.

Sin embargo, el ayuno intermitente podría ofrecer una salvaguarda. Un estudio realizado en 2020 por Domaszewski et al. investigó los efectos del ayuno intermitente en la salud ósea. Los resultados indicaron que el ayuno intermitente tiene el potencial de influir positivamente en la densidad ósea y mitigar la pérdida de hueso, lo que sugiere una vía prometedora para reducir el riesgo de osteoporosis en mujeres mayores de 50 años.

### La fuente de la juventud: Reparación celular y antienvejecimiento

El ayuno intermitente inicia procesos de reparación celular, incluida la autofagia, que es fundamental en los efectos antienvejecimiento. La autofagia, un mecanismo de limpieza celular, ayuda a rejuvenecer las células y a mantener su salud.

Una investigación destacada por WebMD reveló que el ayuno desencadena la autofagia, promoviendo la renovación celular y la longevidad (WebMD Editorial Contributors, s.f.). Estos hallazgos sugieren que la influencia del ayuno intermitente en la autofagia contribuye a los efectos antienvejecimiento y mejora potencialmente la salud y el aspecto de la piel, lo que ofrece un incentivo adicional para que las mujeres mayores adopten un estilo de vida basado en el ayuno.

### Un futuro más saludable: Reducir el riesgo de enfermedades crónicas

El ayuno intermitente ha demostrado ser prometedor en la reducción del riesgo de enfermedades crónicas, un beneficio especialmente relevante para las mujeres mayores de 50 años. Durante esta etapa de la vida, los cambios hormonales de la menopausia, los cambios metabólicos y un sistema inmunitario debilitado, aumentan la susceptibilidad a diversas enfermedades. Adoptando prácticas como el ayuno intermitente, las mujeres pueden mitigar estos riesgos y mejorar su bienestar general durante estas importantes transiciones fisiológicas.

Un estudio destacado por Health and Her sobre el aumento de peso en la menopausia pone de relieve que el ayuno intermitente puede mejorar la salud cardiovascular, la sensibilidad a la insulina y el control del peso en las mujeres mayores de 50 años (Roach, s.f.). Estos hallazgos subrayan los amplios beneficios para la salud del ayuno intermitente, que lo convierten en una estrategia prometedora para prevenir enfermedades como la diabetes de tipo 2, las cardiopatías y el cáncer.

# 2

# TRANSITANDO LOS PROTOCOLOS DEL AYUNO INTERMITENTE

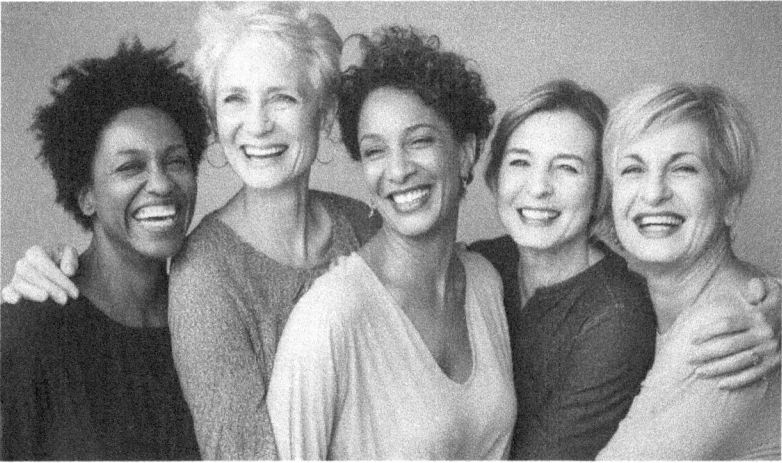

*Me siento un poco abrumada, esto del ayuno tiene muchas opciones y quiero que las cosas sean claras y fáciles.* – Diario de Linda, abril de 2020

Tener demasiadas opciones puede resultar abrumador, sobre todo si eres de las que piensan demasiado, como yo. Pero es esencial ver esta diversidad como una oportunidad y no como un obstáculo. Los numerosos métodos de ayuno intermitente ofrecen flexibilidad, permitiéndote probar diferentes enfoques hasta que encuentres el que mejor se adapte a ti. Ten paciencia y coraje; encontrar tu protocolo exacto puede llevar tiempo, ¡pero es un proceso que vale la pena!

# Liberación: el ayuno intermitente, la no-dieta flexible

El ayuno intermitente es reconocido por su adaptabilidad, ofreciendo varios métodos para acomodarse a diferentes estilos de vida, horarios y preferencias dietéticas como el veganismo o la dieta cetogénica. Esto te permite elegir el enfoque que mejor se adapte a tus necesidades y objetivos individuales.

La flexibilidad que ofrece el ayuno intermitente es especialmente beneficiosa en ocasiones especiales y reuniones sociales. Puedes ajustar fácilmente tu programa de ayuno sin interrumpir tu plan de participar en festividades como una boda o una reunión familiar.

La versatilidad del ayuno intermitente también puede servir para tratar problemas de salud específicos, como la diabetes de tipo 2, ya que mejora la sensibilidad a la insulina y controla los niveles de azúcar en sangre. No obstante, es fundamental consultar a un profesional de la salud si tienes algún problema de salud. Ellos pueden ayudarte a adaptar el método del ayuno intermitente a tus necesidades específicas, garantizando que sea seguro y eficaz.

## ¿Qué son las ventanas de alimentación y ayuno?

El ayuno intermitente es un método estructurado que alterna periodos de alimentación y de ayuno. Definir períodos específicos de alimentación y ayuno ofrece flexibilidad a la hora de planificar las comidas, lo que contribuye al éxito del ayuno intermitente.

El intervalo de alimentación, que abarca de 4 a 12 horas, es el marco temporal designado para las comidas y la ingesta calórica dentro del protocolo del ayuno intermitente. Se adapta a las preferencias y horarios individuales, fomentando la alimentación consciente y el control de las porciones. Esta personalización también se extiende al número de comidas que consumes dentro de tu ventana de alimentación. Tanto si prefieres dos comidas más sustanciosas como si prefieres varias más pequeñas, puedes estructurar tus comidas para adaptarlas a tus preferencias y necesidades dietéticas.

La ventana de ayuno, que dura entre 12 y 20 horas dependiendo del método de ayuno intermitente, es un periodo dedicado a la abstinencia de calorías. Además, el periodo de ayuno permite que el sistema digestivo descanse y se recupere.

La digestión continua y las comidas frecuentes pueden sobrecargar los órganos digestivos, lo que reduce su eficacia y podría provocar problemas. El período de ayuno proporciona un descanso de este proceso digestivo continuo y permite que tu cuerpo se centre en otras funciones esenciales, como la reparación celular y la desintoxicación.

Al comprender y personalizar estas ventanas, podrás adaptar tu régimen de ayuno intermitente a tus necesidades, optimizando el horario de las comidas y los periodos de ayuno para aumentar su eficacia. Independientemente del protocolo específico de ayuno intermitente elegido, puedes ajustar tus periodos de alimentación y ayuno en cualquier momento.

Por ejemplo, si no acostumbras a desayunar, puedes empezar tu ventana de alimentación más tarde en el día. Del mismo modo, si tu estilo de vida exige un período de alimentación prolongado, puedes seleccionar un protocolo con una ventana de alimentación más amplia. Ajustar estas ventanas te permite alinear tu programa de ayuno con tu rutina diaria, haciendo que el enfoque del ayuno intermitente sea más agradable y sostenible.

## Tu tiempo, tu camino: Métodos de ayuno adaptados a la mujer

Los cuerpos de las mujeres tienen características fisiológicas y hormonales únicas que influyen en su respuesta a los métodos de ayuno. El ayuno intermitente para mujeres debe matizarse para tener en cuenta estas diferencias y dar tiempo a sus cuerpos para adaptarse y beneficiarse de esta nueva rutina. Es importante tener esto en cuenta, ya que las investigaciones han demostrado que el ayuno desencadena respuestas diferentes en hombres y mujeres debido a sensibilidades hormonales y diferencias metabólicas contrapuestas (Mudge, 2022).

Las mujeres posmenopáusicas pueden encontrar especialmente beneficioso el ayuno intermitente. Cuando una mujer pasa por la menopausia, los niveles de estrógeno y progesterona disminuyen y luego se estabilizan en un nuevo nivel más bajo. Esto hace que las mujeres menopáusicas sean menos susceptibles a las alteraciones que el ayuno intermitente podría causar en las mujeres premenopáusicas.

En la próxima sección, exploraremos los métodos de ayuno intermitente adaptados específicamente a las mujeres. ¡Este será otro emocionante paso adelante en tu viaje único hacia el ayuno intermitente!

### El método Crescendo

Antes de examinar el método Crescendo, es útil comprender el método Comer-Parar-Comer. El método Eat-Stop-Eat (Comer-Parar-Comer) es un popular método de ayuno intermitente que consiste en ayunar durante 24 horas una o dos veces por semana. Este método es conocido por su simplicidad, pero puede ser difícil para algunas personas debido a la prolongación de la duración del ayuno.

El método Crescendo funciona como un enfoque más lento y adaptable. En lugar de lanzarte inmediatamente a practicar ayunos de un día completo, el método Crescendo te anima a aumentar gradualmente la duración del ayuno hasta 14-16 horas en los días de ayuno. Es importante señalar que los días de ayuno no deben ser consecutivos y no deben practicarse más de dos veces por semana. Esto permite que el cuerpo se adapte cómodamente a periodos de ayuno más prolongados.

Este protocolo ayuda a la pérdida de peso y al metabolismo, por lo que es una opción favorable para las mujeres que buscan integrar el ayuno intermitente en su estilo de vida sin la transición brusca que a menudo se asocia con el método Comer-Parar-Comer.

María, de 54 años, descubrió que el método Crescendo se adaptaba perfectamente a su activo estilo de vida. Comenzó ayunando durante 12 horas en días no consecutivos, evitando cuidadosamente los días de ayuno seguidos. A medida que su cuerpo se fue adaptando, amplió gradualmente esas ventanas de ayuno a 14 horas, asegurándose de que los días de ayuno no fueran más de dos veces por semana.

La flexibilidad y adaptabilidad del método Crescendo funcionó bien con los compromisos laborales y sociales de María. Empezando poco a poco y aumentando las horas de ayuno con el tiempo, María encontró un método de ayuno intermitente personalizado y sostenible que le permitía alcanzar sus objetivos de salud sin alterar su vida cotidiana.

## *El método 5:2*

El método 5:2 es un popular método de ayuno intermitente muy adecuado para las mujeres que prefieren una rutina de ayuno equilibrada. Consiste en comer normalmente durante 5 días a la semana y luego ayunar durante 2 días no consecutivos. Durante los días de ayuno, la ingesta calórica se limita a unas 500-600 calorías, lo que supone aproximadamente el 25% de la ingesta calórica diaria habitual.

Este método permite a las mujeres experimentar los beneficios del ayuno, como la mejora de la sensibilidad a la insulina y de la salud cardiovascular, sin alterar drásticamente sus patrones alimenticios. Reducir las calorías en los días de ayuno puede ayudar al organismo a responder mejor a la insulina, reduciendo potencialmente el riesgo de diabetes de tipo 2. El método 5:2 también puede favorecer la salud del corazón al contribuir a reducir los niveles de colesterol.

La flexibilidad para elegir los días de ayuno lo convierte en una opción práctica que puede adaptarse a distintos horarios y estilos de vida. Sin embargo, requiere una cuidadosa planificación de las comidas en los días de ayuno para garantizar que se cubran las necesidades nutricionales. Incluir alimentos ricos en nutrientes y evitar los días de ayuno consecutivos es esencial para practicar eficazmente el método 5:2.

Isabel, una madre trabajadora de 49 años, ha incorporado con éxito el método 5:2 a su apretada agenda. Come normalmente 5 días a la semana y ayuna los martes y los jueves, restringiendo la ingesta de calorías en esos días. Eligió estos días de ayuno para que coincidieran con sus reuniones de trabajo más ligeras, y planificar comidas nutritivas la semana anterior le permite mantener su programa de ayuno sin estrés.

En sus días de ayuno, Isabel suele incluir alimentos como verduras a la plancha, proteínas magras como pollo o pescado y caldos de huesos, centrándose en alimentos que le proporcionen energía sostenida sin un alto contenido calórico. La flexibilidad y practicidad del método 5:2 lo han convertido en una opción eficaz para Isabel, ya que se adapta muy bien a su ajetreado estilo de vida.

### El método 14:10

Para las mujeres, es esencial introducir gradualmente un ayuno prolongado, ya que los cambios bruscos pueden alterar su equilibrio fisiológico. Una forma de hacerlo es empezar con el método 14:10, que consiste en alternar un ayuno de 14 horas con un período de 10 horas para comer. Esto permite pasar al popular método 16:8, en el que el ayuno se prolonga a 16 horas con una ventana de alimentación de 8 horas.

Pasar lentamente del método 14:10 al método 16:8 puede ayudar al organismo a adaptarse a períodos de ayuno más prolongados, reduciendo los posibles efectos secundarios adversos. Este enfoque gradual, combinado con una dieta equilibrada y ejercicio regular, allana el camino para obtener resultados óptimos en la salud general y el control del peso.

Una ventaja de los métodos 14:10 y 16:8 es que la mayor parte del periodo de ayuno de 14 horas tiene lugar durante la noche, mientras se duerme. Planificar la última comida unas horas antes de acostarse y la primera unas horas después de despertarse permite aprovechar los ciclos naturales del sueño para cumplir la mayor parte del periodo de ayuno. Esta ventaja también se aplica al método 12:12, que expondremos a continuación.

Rosa, una animada jubilada de 67 años, descubrió el método 14:10 y descubrió que se ajustaba perfectamente a su estilo de vida. Al ser madrugadora, disfruta de un desayuno tranquilo y, naturalmente, termina de cenar temprano, por lo que el período de ayuno se combina perfectamente con su horario de sueño.

Al incorporar el ayuno de 14 horas a su horario de sueño, ha notado una mejora en la digestión y en sus niveles de energía sin sentirse limitada por una dieta restrictiva. Para Rosa, el método 14:10 ha sido algo más que una forma de controlar su peso; se ha convertido en una parte armoniosa de su rutina diaria, que complementa sus activos y alegres años de jubilación.

### El método 12:12

El método 12:12 consiste en ayunar durante 12 horas y luego comer dentro de un intervalo de 12 horas. Es una excelente introducción al ayuno intermitente, especialmente adecuado para las mujeres que se inician en esta práctica o para las que prefieren un enfoque más suave.

Un programa típico puede consistir en dejar de comer a las 7 de la tarde y volver a hacerlo a las 7 de la mañana del día siguiente. Puedes practicarlo a diario o unas cuantas veces a la semana para permitirte una flexibilidad que se ajuste a tus preferencias. Por ejemplo, puedes seguir este patrón sólo los días laborables para que los fines de semana sean más relajados.

La naturaleza suave del método 12:12 minimiza el riesgo de cambios drásticos en el metabolismo del cuerpo, favoreciendo la pérdida de peso y la flexibilidad metabólica. Las principiantes pueden iniciarse en el ayuno intermitente simplemente practicando una alimentación equilibrada dentro de un periodo de tiempo determinado. Esto hace que el método 12:12 sea una opción práctica y beneficiosa para muchas.

Pilar, una mujer de 55 años que siempre está de un lado para otro, estaba intrigada por el ayuno intermitente, pero dudaba a la hora de aventurarse en métodos más extremos. El método 12:12 le llamó la atención como punto de partida perfecto.

Necesitaba un método flexible y manejable debido a su ajetreada vida llena de compromisos laborales y responsabilidades familiares. Simplemente dejando de comer a las 9 de la noche, después de su descanso nocturno, y reanudando a las 9 de la mañana, después de sacar a pasear a su perro, integró perfectamente este método en su rutina diaria.

Las 12 horas de ayuno no le parecieron drásticas y se adaptaron bien a sus hábitos alimentarios naturales. Con el tiempo, Pilar notó mejoras en el control de su peso y en su estado de ánimo. La suave introducción del método al ayuno le permitió experimentar el ayuno intermitente sin alterar su vida, por lo que resultó ser una opción excelente para sus necesidades particulares.

## Elegir sabiamente: Cómo encontrar el mejor método para ti

Seleccionar el mejor método de ayuno intermitente para ti implica considerar aspectos que armonicen con tu estilo de vida, objetivos y preferencias personales. Veamos algunos aspectos que debes tener en cuenta para elegir el método de ayuno ideal para tus necesidades.

Comienza por reflexionar sobre tu rutina diaria y tus preferencias personales. ¿Cómo es tu horario diario? Por ejemplo, si trabajas en un turno de noche, es posible que te beneficies de un método de ayuno con ventanas de alimentación adaptables, como el método 14:10 o 12:12. Estos métodos pueden ser más flexibles con el horario de las comidas y permiten ajustes según los horarios individuales de sueño y trabajo, lo que los convierte en una opción adecuada para quienes tienen horarios no convencionales.

Evalúa tus aspiraciones de salud y combínalas con un método de ayuno que las complemente. ¿Qué objetivos pretendes alcanzar? Ya sea para controlar el peso, mejorar la salud metabólica o aumentar los niveles de energía, asegúrate de que el método que elijas impulse tu progreso en el ayuno intermitente.

Ten en cuenta tu nivel de comodidad con los distintos patrones de ayuno. ¿Te tiras de cabeza a la piscina o te sumerges primero en el agua? Los principiantes pueden encontrar una transición más suave con métodos como el Crescendo, 14:10 o 12:12. Elegir un protocolo que se adapte a tu nivel de comodidad puede mejorar la constancia y hacer que el proceso sea más agradable y eficaz, sobre todo a medida que te acostumbras al ayuno.

Siempre es mejor iniciar el proceso con un ayuno de duración razonable y prolongarlo progresivamente a medida que el cuerpo se adapta. Evita forzarte demasiado al principio y céntrate en un progreso sostenible a largo plazo.

Tu cuerpo es único y es posible que respondas mejor a unos protocolos que a otros. Experimenta con distintos métodos y observa atentamente cómo reacciona tu cuerpo controlando tus niveles de energía, las señales de hambre y tu bienestar general durante las fases de ayuno y de ingesta de alimentos.

El método de ayuno intermitente ideal es aquel que se ajusta a tus objetivos, estilo de vida y preferencias personales. Descubrirás tu protocolo de ayuno perfecto si consideras detenidamente estos factores y te mantienes en sintonía con las señales de tu cuerpo.

# Consideraciones: Preocupaciones y precauciones

Comenzar un ayuno intermitente, especialmente para las mujeres de más de 50 años, requiere un enfoque consciente y atento. A medida que nuestro cuerpo envejece, responde de forma diferente a los cambios dietéticos, y las reacciones individuales al ayuno intermitente pueden variar significativamente.

Ciertas precauciones son vitales para las mujeres de este grupo etario, a fin de garantizar una experiencia positiva y beneficiosa para la salud. Los cambios hormonales y metabólicos y las necesidades nutricionales específicas explican por qué es esencial un enfoque cuidadosamente adaptado. Abordar estos aspectos específicos es esencial para lograr un ayuno equilibrado y beneficioso.

*Los fundamentos: Cómo satisfacer tus necesidades nutricionales*

Al mismo tiempo que desarrollas tu práctica del ayuno intermitente, tendrás que centrarte en una dieta equilibrada y nutritiva durante tus periodos de alimentación. Los alimentos ricos en vitamina D, calcio y otras vitaminas y minerales son esenciales para tu salud general. Estos nutrientes también ayudan a mantener los niveles de energía durante los periodos de ayuno.

25

La hidratación también desempeña un papel fundamental durante el ayuno, sobre todo porque puede provocar deshidratación si no se controla adecuadamente. La ingesta adecuada de líquidos favorece funciones corporales como la digestión, la circulación, la absorción de nutrientes y la regulación de la temperatura corporal.

Mantenerte bien hidratada también te ayudará a controlar las señales de hambre y a mantener los niveles de energía durante los periodos de ayuno. Prestar especial atención a la hidratación es aún más importante para las mujeres mayores de 50 años, que pueden ser más propensas a la deshidratación.

Al practicar el ayuno intermitente, hay que tener cuidado para evitar el error de una restricción calórica excesiva. Limitar drásticamente la ingesta calórica puede contribuir a las deficiencias de nutrientes, repercutir negativamente en la salud y los niveles de energía, y contradecir la esencia de una experiencia positiva y beneficiosa para la salud.

### Condiciones de salud: Evaluación de problemas médicos

Los problemas de salud existentes, como la diabetes o las enfermedades cardíacas, y ciertos medicamentos, pueden requerir un método de ayuno personalizado. Antes de comenzar un régimen de ayuno intermitente, es fundamental que consultes a tu médico o a un experto en salud nutricional, ya que ellos pueden adaptar el plan a tus necesidades específicas y a tus problemas preexistentes.

Es esencial ser consciente de los posibles cambios físicos que puede provocar el ayuno intermitente. Si tienes dudas o no te encuentras bien, consulta a un profesional de la salud. De este modo te asegurarás de que el ayuno no sólo sea beneficioso para ti, sino también seguro.

### *La mente importa: Gestión de los aspectos psicológicos*

Dar prioridad al autocuidado y a la atención plena es esencial para cultivar una relación sana con la comida. Si te preocupa algún patrón negativo, como los trastornos alimenticios, es necesario que busques orientación de profesionales de la salud mental. El apoyo emocional de amigos, familiares y profesionales sanitarios también puede ayudarte a centrarte en tu bienestar general más que en objetivos físicos específicos.

### *En buena compañía: Consultar a profesionales de la salud*

Consultar a profesionales de la salud, como nutricionistas o médicos, te ayudará a diseñar un plan de ayuno que se adapte a tus necesidades de salud específicas y a tu etapa vital actual. Elegir al experto adecuado implica evaluar sus credenciales, valorar su experiencia clínica y, preferiblemente, encontrar a alguien que entienda las necesidades específicas de las mujeres de más de 50 años.

Si se tienen en cuenta detenidamente los factores mencionados y se cuenta con la orientación de un profesional sanitario, el ayuno intermitente puede ser una práctica gratificante y segura para mejorar la salud y fomentar un estilo de vida holístico.

Sea cual sea el método de ayuno intermitente que elijas, te encontrarás con obstáculos. Céntrate en los objetivos de tus sueños y mantén el rumbo. Como dijo Maya Angelou (s.f.), "Nos deleitamos con la belleza de la mariposa, pero rara vez admitimos los cambios que ha sufrido para alcanzar esa belleza" (párr. 1).

# 3
## SUPERAR LOS RETOS
## CON CONFIANZA

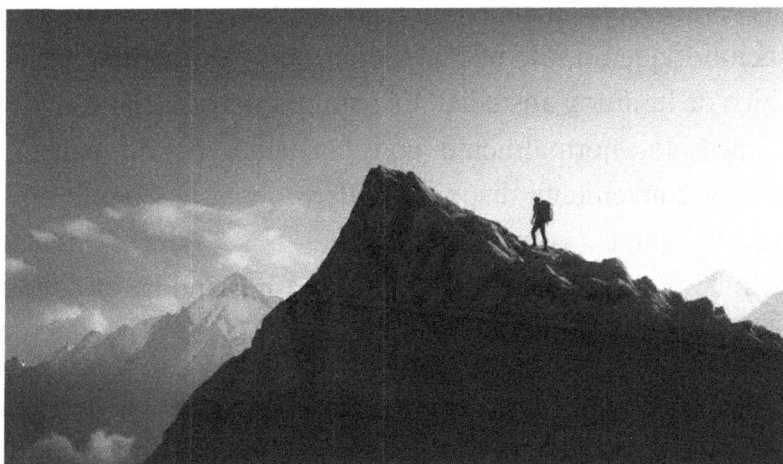

*Acababa de terminar de fregar y me dirigía al piso de arriba para acostarme cuando algo llamó mi atención. Ese buñuelo me estaba mirando como hace Lucy cuando quiere que le lance su pelota.* – Diario de Linda, mayo de 2020

Una vez que el reloj marque la hora del ayuno, inevitablemente querrás agarrar el primer bocadillo sabroso que esté a la vista. Esta resistencia psicológica y física que encontrarás al cultivar una nueva práctica es totalmente normal y, sin duda, ¡puede superarse!

Adoptar y probar algo nuevo siempre conlleva una curva de aprendizaje. Sé paciente, empieza poco a poco y permítete cometer errores. Si cometes un desliz y comes durante el ayuno, recuerda que eres humana. Tendrás muchas oportunidades de hacerlo bien la próxima vez.

## El Gremlin de la grelina: domar el hambre y los antojos

Todas hemos experimentado el malestar del hambre y los antojos, sensaciones que no sólo nos inquietan, sino que también provocan cambios de humor y ansiedad. Es natural querer saciar ese hambre de inmediato, normalmente con la fuente de alimentos más cercana y conveniente disponible. Pero, ¿y si nos tomáramos un momento para comprender qué nos ocurre física y emocionalmente cuando nuestro cuerpo nos indica que tenemos hambre?

Cuando el cuerpo está en ayunas, los niveles de glucosa descienden y pueden desencadenar la liberación de hormonas como la grelina, también conocida como la "hormona del hambre". Esto puede provocar ruidos en el estómago, falta de energía e impaciencia.

Si es la primera vez que ayunas, te resultará difícil controlar las punzadas de hambre, sobre todo si estás acostumbrada a comer regularmente a lo largo del día. Escucha a tu cuerpo y, si necesitas alimentarte, come. Pero si puedes esperar hasta el siguiente momento para comer, resiste. No seas dura contigo misma ni te sientas estresada; siempre puedes ajustar tus periodos de ayuno y alimentación. Adaptarte a la práctica del ayuno intermitente llevará su tiempo.

Los antojos difieren de las punzadas de hambre porque suelen estar vinculados a emociones desencadenadas por el estrés, el aburrimiento o hábitos arraigados. Estos antojos se inclinan hacia los alimentos azucarados, salados o ricos en grasas, que se asocian a la liberación de dopamina. Esta liberación se traduce en la sensación gratificante que experimentamos cuando nos damos el gusto de comer algo delicioso, pero por lo general poco saludable.

## Sabiduría líquida: Hidratación y supresores naturales del apetito

Beber agua, infusiones o bebidas sin calorías no sólo sacia la sed, sino que también proporciona una sensación de saciedad al ocupar espacio en el estómago. Esta sensación de saciedad puede ser beneficiosa durante el ayuno, ya que la deshidratación suele confundirse con el hambre. Mantenerte bien hidratada puede ayudar a evitar los picoteos innecesarios y a mantener el ritmo del ayuno.

Los supresores naturales del apetito como el té verde, el vinagre de sidra de manzana, el jengibre y la canela, pueden complementar la hidratación para controlar el hambre. Por ejemplo, el jengibre estimula receptores específicos en el tracto digestivo y envía señales al cerebro para aumentar la sensación de saciedad. Del mismo modo, la capacidad de la canela para mejorar la sensibilidad al azúcar en sangre puede reducir las ansias de comer alimentos azucarados, ayudando a controlar el apetito.

La hidratación es esencial en la vida, más aún cuando se practica el ayuno intermitente. Mantén una botella de agua a mano en casa y cuando estés fuera, y utiliza varias alternativas de hidratación.

Esto regulará tu digestión, favorecerá el funcionamiento de tus órganos y te permitirá controlar mejor el hambre y los antojos. Integrar la hidratación y los supresores naturales del apetito en tu rutina de ayuno intermitente puede hacer que tu ayuno sea más placentero, agradable y eficaz.

## El sabor de la saciedad: Cómo aprovechar los alimentos ricos en nutrientes

Incluir alimentos ricos en fibra en tus comidas puede aumentar significativamente la sensación de plenitud y saciedad. Los alimentos como los cereales integrales, las frutas, las verduras y las legumbres, contienen fibra dietética que ralentiza la digestión, manteniendo la sensación de saciedad durante más tiempo. La fibra también ayuda a estabilizar los niveles de azúcar en sangre, lo que evita las subidas y bajadas repentinas que pueden provocar sensación de hambre.

Los alimentos ricos en proteínas, como las carnes magras y los huevos, favorecen la preservación muscular y la sensación de saciedad al regular las hormonas del hambre, incluida la reducción de los niveles de grelina. Las grasas saludables, como los aguacates y los frutos secos, aportan energía, contribuyen a la sensación de abundancia en las comidas y favorecen la saciedad. Estas grasas también afectan a la producción hormonal que controla el hambre y la saciedad.

Si combinas cuidadosamente fibra, proteínas y grasas saludables en tus comidas, crearás un efecto sinérgico que nutrirá tu cuerpo y controlará tu apetito. Este enfoque se alinea bien con los principios del ayuno intermitente, apoyando las necesidades de tu cuerpo durante los períodos de alimentación y facilitando la transición a los períodos de ayuno.

## Economizadores de energía: Vencer la fatiga y recuperar la vitalidad

A medida que el cuerpo pasa de la glucosa a la grasa como fuente de energía primaria, puede producirse un descenso temporal de los niveles de energía, especialmente durante las primeras semanas de ayuno. Esta fase de transición es natural y puede gestionarse eficazmente aplicando estrategias similares a las utilizadas para el hambre y los antojos.

Mantenerte bien hidratada, comer alimentos ricos en fibra, proteínas y grasas saludables, y dormir bien por la noche, pueden contribuir a combatir la fatiga y mantener la energía. Cuando comiences tu programa de ayuno intermitente, es posible que notes un bajón en tus niveles de energía, ¡pero no te preocupes! A medida que tu cuerpo se acostumbre a la rutina de ayuno, la fatiga inicial disminuirá y tus niveles de energía mejorarán.

En las fases iniciales del ayuno intermitente, puede ser conveniente prever este bajón temporal de energía realizando actividades y salidas ligeras. Los niveles de energía se estabilizarán a medida que el cuerpo se adapte a este nuevo patrón de alimentación. Ser consciente de la hidratación, la nutrición y el sueño, ayuda a superar este reto temporal con elegancia, pero escucha las necesidades de tu cuerpo y consulta a un profesional sanitario si es necesario.

## Sobreponerse: Cómo superar las mesetas de pérdida de peso

Las mesetas son de esperar y pueden producirse en diferentes momentos de tu proceso de ayuno intermitente. Incluso pueden surgir si comes de forma saludable y cumples con tu programa de ayuno. Cuando tu cuerpo se adapta a un nuevo patrón de alimentación, es natural que la reacción del organismo cambie. Este periodo de adaptación puede variar y durar desde unos pocos días hasta varios meses.

Cuando te enfrentes a una meseta, te resultará útil examinar más detenidamente tus elecciones de alimentos y bebidas. Incluso las pequeñas desviaciones de nuestra rutina habitual pueden contribuir a que nos estanquemos. Llevar un registro de tus comidas puede poner de manifiesto patrones o hábitos que podrían influir en el estancamiento.

El ejercicio regular en tu rutina de ayuno intermitente puede favorecer la pérdida de peso y ayudarte a alcanzar tus objetivos. Si te has estancado, tómate un momento para evaluar tu actividad física. ¿Te mueves lo suficiente? Introducir más movimiento, como estiramientos, paseos diarios o ejercicios más vigorosos, puede reavivar tu progreso.

Si los estancamientos persisten y aumenta la frustración, no dudes en buscar ayuda profesional. Consultar a un nutricionista, dietista o entrenador personal, puede proporcionarte ideas y estrategias específicas para superar ese estancamiento.

# Instintos viscerales: problemas digestivos

Las mujeres mayores de 50 años pueden experimentar problemas digestivos más evidentes en las fases iniciales del ayuno. Los cambios hormonales y el proceso natural de envejecimiento ya están en juego, y pueden reaccionar de forma inesperada a tu rutina de ayuno.

"Estreñimiento" es una palabra que a la mayoría de nosotras nos hace estremecer; es un verdadero desafío que puede hacer que tu cuerpo se sienta pesado e incómodo. Asegurarte de estar bien hidratada, aumentar la ingesta de fibra con cereales integrales y verduras, y probar diferentes métodos de ayuno intermitente y horarios de alimentación te ayudará a regular tu tracto digestivo.

La diarrea puede ser un acompañante inesperado y sin duda no deseado de los cambios en tu dieta. Puedes afrontar este proceso adaptándote gradualmente a tus nuevos patrones alimenticios, identificando los alimentos desencadenantes y practicando la atención plena mientras comes. Reconocer y evitar esos alimentos desencadenantes e integrar lentamente los nuevos cambios dietéticos, mitigará este desagradable síntoma.

¿Te has sentido alguna vez como si te hubieras tragado un globo? Si alguna vez has estado hinchada, conoces esta sensación. Este síntoma suele ser señal de un desequilibrio intestinal o de una reacción a ciertos alimentos. Privilegiar los alimentos beneficiosos para el organismo, comer más despacio y tener en cuenta el tamaño de las porciones puede marcar la diferencia a la hora de aliviar este malestar.

Se puede fomentar el equilibrio intestinal incorporando probióticos y prebióticos procedentes de alimentos como el yogur, el kéfir, los cereales integrales y los alimentos fermentados. Estas incorporaciones introducirán y reforzarán las bacterias saludables, mejorando la salud intestinal y reduciendo los síntomas de hinchazón.

## Soluciones calmantes: Desestresarse, descansar y distraerse

Superar los problemas del hambre y los antojos durante el ayuno intermitente es un proceso polifacético que implica ajustes dietéticos y modificaciones del estilo de vida. La gestión del estrés es vital; cuando estamos estresadas, nuestro cuerpo puede confundir la necesidad emocional con el hambre física, lo que nos lleva a comer en exceso. Prácticas como la meditación, la respiración o los pasatiempos, pueden aliviar el estrés y evitar los antojos.

Dormir lo suficiente es igualmente crucial para el bienestar. La falta de descanso puede alterar las hormonas que regulan el hambre, lo que dificulta el ayuno. Garantizar un patrón de sueño regular favorece el equilibrio hormonal, reduce los antojos nocturnos y ayuda a ayunar con éxito.

Cuando se desencadenan los antojos, las distracciones pueden ser una herramienta valiosa para desviar la atención. Realizar actividades que requieran concentración y creatividad, como leer, hacer manualidades o realizar ejercicio físico, puede desviar tu atención de la comida.

# Alimentación consciente: Disfrutar de la comida sin comer en exceso

*Disfruta de los sabores: Cómo transformar tu relación con la comida*

Practicar la alimentación consciente puede transformar tu experiencia gastronómica, permitiéndote saborear las comidas sin excederte. Al centrarte en los sabores, texturas y aromas de los alimentos, estarás más conectada con lo que comes y apreciarás los nutrientes que te proporcionan.

Puedes evitar las molestias digestivas y aumentar tu satisfacción saboreando cada bocado, masticando bien y evitando distracciones como la televisión o el teléfono mientras comes. Adoptar los principios de la alimentación consciente enriquecerá tu relación con la comida y complementará tus objetivos de ayuno intermitente.

*La mente sobre el plato: Comprender y controlar la sobrealimentación*

El ayuno intermitente puede provocar cambios en los patrones alimenticios, y comer en exceso es un reto común al que te cnfrentarás. Tómate tu tiempo para evaluar tus hábitos alimentarios, como la velocidad a la que consumes tus comidas y el nivel de atención que prestas a tus alimentos. Reducir la velocidad y saborear cada bocado puede aumentar la saciedad y la satisfacción.

Llevar un diario de comidas puede ser una herramienta poderosa para combatir la sobrealimentación. Registrar lo que se come, las raciones y las circunstancias que rodean a las comidas, permite conocer los patrones y los desencadenantes que contribuyen a la sobreingesta, y ayuda a abordar esos patrones con mayor eficacia.

Planificar y preparar las comidas con antelación puede evitar que recurras a opciones poco saludables cuando te entre el hambre. Organizar tu plan de comidas en porciones más pequeñas de alimentos nutritivos a lo largo del día también puede reducir la probabilidad de atracones o de comer en exceso.

La alimentación emocional suele estar provocada por el estrés o la ansiedad y puede llevar a buscar la comida como consuelo. Cultivar la atención plena en torno a tus hábitos alimenticios, te permitirá hacer una pausa para evaluar tus necesidades reales antes de comer. Procesar tus necesidades también te guiará hacia opciones más saludables, como frutos secos, frutos del bosque o chocolate negro, para satisfacer tus antojos.

El control de la sobrealimentación requiere un enfoque reflexivo que tenga en cuenta los aspectos físicos y psicológicos de la alimentación. Identificando los desencadenantes y adoptando estrategias eficaces, podrás recuperar el control sobre tus hábitos alimentarios y cultivar una relación más sana con la comida.

## Gracia social: Disfruta de las reuniones sin rendirte

Las reuniones sociales suelen girar en torno a la comida, lo que supone una tentadora oportunidad para darte un capricho con opciones hipercalóricas o ceder a la presión social. Pero ¡mantente fuerte! Tienes el poder de tomar decisiones que favorezcan tu salud. Tus decisiones son las que te llevarán al éxito, y tu dedicación te impulsará a conseguir tus objetivos.

Sincronizar tus actividades sociales con tus periodos de alimentación puede ayudarte a mantener tu rutina, permitiéndote disfrutar de eventos sociales sin desviarte de tu programa de ayuno. Este enfoque reduce la presión de ajustarte a las expectativas de los demás y desvía la atención de la comida.

Además, educar a tu familia y amigos sobre tu compromiso con el ayuno intermitente, explicar tus objetivos y compartir tus razones para tomar estas decisiones, puede generar más apoyo, aliviando el estrés de la presión social.

También puede ser útil ampliar el abanico de actividades sociales en las que participas. En lugar de reunirte siempre para comer, prueba otras actividades como dar un paseo, asistir a actos culturales o compartir aficiones. Participar en actividades que no impliquen comer te permitirá disfrutar de las interacciones sociales sin preocuparte por resistirte a las tentaciones. Además, cambiar tu enfoque hacia conversaciones, conexiones y experiencias significativas, puede saciarte mental y emocionalmente, ayudándote a mantenerte fiel a tu práctica del ayuno intermitente.

# 4

# GARANTIZAR EL ÉXITO EN TU VIAJE DE AYUNO INTERMITENTE

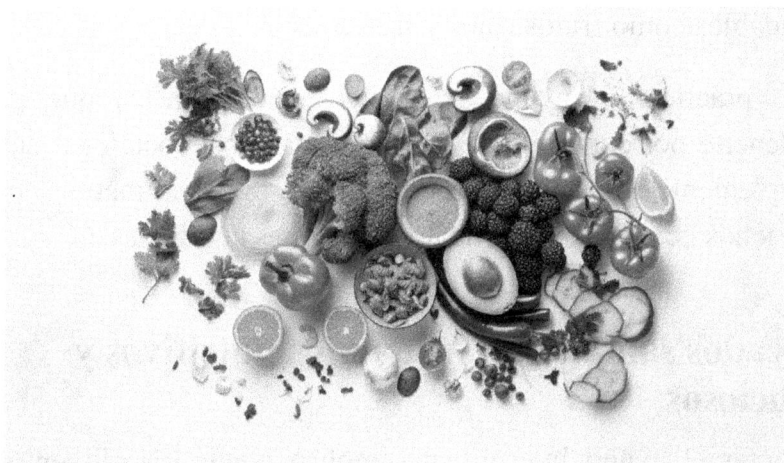

*Cuando estoy aburrida, me acerco al refrigerador y busco algo para comer.* – Diario de Linda, mayo de 2020

Explorar mi refrigerador solía ser uno de mis pasatiempos favoritos. Disfrutando del frescor y de la luz artificial, me preguntaba: "¿Qué puedo comer?". El problema era que me hacía la pregunta equivocada. En lugar de preguntarme qué había disponible, debería haberme preguntado: "¿Tengo hambre? ¿Estos alimentos son buenos para mí?".

Preparar tu cocina con alimentos saludables y nutritivos es vital para el éxito en tu viaje de ayuno intermitente. Saber qué alimentos saludables debes almacenar garantizará que tu cuerpo esté bien nutrido y mantendrá tus niveles de energía altos durante el ayuno.

Disponer de alimentos de alta calidad en casa también te ayudará a evitar tentaciones y a cumplir tu plan de ayuno intermitente. Reduce el estrés y el esfuerzo que supone resistirte a esa bolsa de patatas fritas o helado, permitiéndote optar por opciones frescas y saludables como frutos rojos y frutos secos.

Pero practicar el ayuno intermitente no significa que debas abstenerte por completo de aperitivos salados, cócteles o dulces. Simplemente te anima a considerar estos alimentos como caprichos ocasionales en lugar de opciones cotidianas.

## Bocados saludables: Alimentos nutritivos y deliciosos

Adoptar el ayuno intermitente implica elegir los alimentos de forma consciente durante el periodo de alimentación para maximizar los beneficios de la rutina de ayuno. La elección de alimentos ricos en vitaminas, minerales, antioxidantes, proteínas magras, grasas saludables y carbohidratos complejos, es crucial para nutrir tu cuerpo después del ayuno y para alimentarlo para el próximo período de ayuno. Tu cuerpo se merece el mejor alimento posible, ¡así que haz que cada bocado cuente!

### Caldo de huesos

El caldo de huesos es una opción fantástica para romper el ayuno por su composición rica en nutrientes y su bajo contenido calórico. Repleto de vitaminas, minerales y aminoácidos, el caldo de huesos puede proporcionar una transición suave del ayuno a la comida, al tiempo que aporta nutrientes esenciales para apoyar las funciones de tu cuerpo.

### Huevos

Los huevos son otra excelente opción para romper el ayuno. Ricos en proteínas y grasas saludables, los huevos proporcionan una opción satisfactoria y nutritiva para ayudar a estabilizar los niveles de azúcar en la sangre y evitar comer en exceso más tarde en el día. Fáciles de preparar y almacenar, los huevos duros pueden ser un relleno para ensaladas o un refrigerio rico en nutrientes entre comidas.

### Frutos del bosque

Los frutos del bosque son bajos en calorías y están repletos de antioxidantes, vitaminas y fibra; entre sus principales fuentes se encuentran los arándanos, las fresas, las frambuesas y las moras. Estos frutos son estupendos como refrigerio, resultan perfectos en batidos y, además, ¡pueden frenar esos molestos antojos de dulces artificiales!

### Aguacates

Los aguacates también son estupendos para romper el ayuno porque combinan grasas saludables, fibra y vitaminas. Su sabor rico y cremoso es fácil de disfrutar y puede mantenerte saciada. Unta un aguacate en una tostada de pan integral para un desayuno nutritivo y saciante, o córtalo en rodajas e inclúyelo en una ensalada. Otras opciones como el aceite de oliva, los frutos secos, las semillas y la mantequilla de frutos secos, también contienen grasas saludables que pueden proporcionar energía sostenida durante el ayuno.

### Verduras crucíferas

El brócoli, la coliflor, las coles de Bruselas y la col, son ejemplos de verduras crucíferas que ofrecen numerosos beneficios para la salud. Repletas de vitaminas, minerales y fibra, estas verduras favorecen la digestión y aportan un toque crujiente a las comidas.

### Verduras de hoja verde

Las verduras de hoja verde son una de las fuentes más nutritivas para nuestro organismo. Incluyen verduras como las espinacas, la col rizada o kale, la lechuga y las acelgas. Este grupo de alimentos proporciona abundantes antioxidantes, vitaminas y minerales, además de ser bajo en calorías y carbohidratos. Integrar estas verduras de hoja verde en tus comidas te asegurará una dieta equilibrada y mejorará la calidad nutricional general de tu dieta.

### Legumbres

Las lentejas, los garbanzos, las alubias negras y las alubias rojas son excelentes fuentes de proteínas vegetales y fibras. Estabilizan los niveles de azúcar en sangre y favorecen la saciedad, por lo que son ideales para añadir a sopas y ensaladas o como guarnición del plato principal.

### Frutos secos

Si se consumen con moderación, los frutos secos son un aperitivo práctico y saciante. Un puñado de estos crujientes y sabrosos bocados está repleto de grasas saludables, proteínas y nutrientes esenciales. Para evitar riesgos para la salud, es mejor optar por los frutos secos crudos o tostados en seco en lugar de los tostados en aceites de semillas, estos últimos suelen tener un alto contenido en ácidos grasos omega-6. El consumo excesivo de ácidos grasos omega-6 puede ser perjudicial para la salud ya que puede desencadenar inflamaciones y provocar otros problemas de salud. Puedes comprar fácilmente frutos secos tostados en tu supermercado o tostarlos en casa.

## *Cereales integrales*

Los cereales integrales como la quínoa, el arroz integral, la avena y la cebada contienen carbohidratos complejos y fibra que favorecen la liberación de energía y la digestión. Su perfil nutricional los convierte en una gran adición a tu dieta. Aunque no es lo ideal sobrecargar tus comidas con estos sabrosos cereales, son un delicioso acompañamiento para las proteínas magras y los platos de verduras.

## *Carnes magras*

Las fuentes de proteínas magras como el pescado, el pavo, el pollo, el tofu, el tempeh y los huevos, son componentes valiosos para tu dieta de ayuno intermitente. Las proteínas favorecen el desarrollo muscular, ayudan a controlar el hambre y contribuyen a conseguir una comida completa. Añadir proteínas a tu dieta también puede mejorar tu metabolismo y tu gasto energético, ayudándote a perder peso y a sacar el máximo partido a tu rutina de ayuno intermitente.

## *Yogur, probióticos y alimentos fermentados*

El yogur y los alimentos ricos en probióticos como el chucrut, el kimchi y el kéfir pueden ayudarte a mantener un microbioma intestinal sano. El yogur es especialmente beneficioso por su alto contenido en proteínas y su bajo contenido en azúcares. Además, un microbioma intestinal equilibrado apoyado por estos alimentos mejora la función inmunitaria y la absorción de nutrientes, e incluso puede reducir la ansiedad y la depresión (Wooll, 2022).

*Agua*

Por último, pero no por ello menos importante, un elemento crucial para mantener una dieta saludable es el agua, agua y ¡más agua! Mantenerte hidratada es fundamental para tu salud y necesario para tener éxito en tu viaje del ayuno intermitente. La hidratación no se limita al agua; puedes incluir otras bebidas bajas en calorías como el café negro y el té para añadir variedad a tu ingesta de líquidos.

## Trampas para el paladar: Alimentos tentadores que es mejor evitar

Al comenzar tu ayuno intermitente, es esencial que seas consciente de los alimentos que eliges durante tu periodo de alimentación. Los alimentos que consumes no sólo influyen en tus niveles de energía y estado de ánimo, sino que también desempeñan un papel crucial en la regulación hormonal, la inflamación y la salud metabólica.

Aunque los alimentos que se mencionan a continuación suelen ser poco saludables, no se trata de una lista de alimentos prohibidos para siempre. La siguiente lista sirve como guía de los alimentos que es mejor consumir con moderación y fomenta las decisiones dietéticas conscientes.

## Alimentos azucarados

Los dulces, los refrescos, la bollería, los cereales azucarados y los postres, deben consumirse con moderación. Estos dulces pueden provocar bajones de energía, picos de azúcar en sangre y un aumento de peso no deseado. Prueba sustituir esos antojos dulces por frutos del bosque, yogur o chocolate negro. ¡Te sorprenderá lo poco que echas de menos estos dulces una vez que tu cuerpo se acostumbre a opciones más saludables!

## Aperitivos procesados

Las patatas fritas, las galletas dulces, las galletas saladas y otros aperitivos o snacks envasados pueden ser tentadores, pero a menudo están cargados de grasas poco saludables, exceso de sal y calorías vacías. Opta por alternativas más nutritivas como frutos secos especiados, chips de col rizada o palomitas de maíz para satisfacer tus antojos de refrigerios.

## Comida rápida y alimentos ricos en grasas

Aunque las hamburguesas, las patatas fritas, el pollo frito y otros alimentos grasientos y reconfortantes pueden ser tentadores, su consumo regular puede complicar tu práctica del ayuno intermitente. Estos alimentos ricos en calorías y bajos en nutrientes dificultan la consecución de un déficit calórico, que es crucial para la pérdida de peso y la salud metabólica. Alimentos como los fritos, los cortes de carne grasos y las salsas pesadas contribuyen a la ingesta de grasas poco saludables y, en última instancia, pueden obstaculizar el progreso hacia tus objetivos de salud.

### *Frutas con alto contenido en azúcar*

Aunque las frutas suelen ser saludables, algunas como las uvas, los plátanos, los mangos y los frutos secos tienen un mayor contenido de azúcar y deben consumirse con moderación. Su alto contenido en azúcar puede afectar a los niveles de azúcar en sangre e interferir con tu rutina de ayuno. Estas frutas también son ricas en hidratos de carbono y, en consecuencia, pueden aumentar los niveles de insulina e interrumpir el proceso de quema de grasa.

### *Verduras con almidón*

Las verduras con almidón, como las patatas, la remolacha y el maíz, dificultan la pérdida de peso debido a su alto contenido en carbohidratos y calorías. Aunque las verduras con almidón tienen beneficios, se recomienda moderar su consumo, especialmente si la pérdida de peso es uno de tus objetivos. Para una alternativa baja en carbohidratos, prueba las verduras sin almidón como las espinacas, el brócoli, el calabacín y la coliflor, que siguen aportando nutrientes esenciales sin calorías significativas.

### *Lácteos ricos en grasa*

La leche entera, la nata y el queso tienen un alto contenido calórico y graso. Aunque estos alimentos pueden formar parte de una dieta equilibrada, la moderación es importante. Consumir lácteos ricos en grasa en exceso puede dificultar el proceso de ayuno al impedir la pérdida de peso y los beneficios metabólicos. Alternativas como la leche de almendras, el queso bajo en grasa o el yogur, son mejores opciones.

### *Cereales procesados*

Los alimentos elaborados a partir de cereales refinados, como el pan blanco, el arroz blanco y la pasta, carecen de la fibra y los nutrientes presentes en los cereales integrales, lo que provoca rápidos picos de azúcar en sangre y no proporciona energía sostenida. Optar por alternativas más nutritivas como la quínoa, el arroz integral o el pan integral puede ofrecerte energía duradera y beneficios adicionales para tu salud.

### *Refrescos y bebidas azucaradas*

Los jugos de frutas, las bebidas energéticas y las bebidas azucaradas pueden ser refrescantes, pero a menudo están llenas de azúcares añadidos. Estas bebidas pueden desbaratar tus esfuerzos de ayuno al provocar picos de insulina y un consumo innecesario de calorías. Intenta cambiar estas bebidas con alto contenido en azúcar por tés aromatizados, agua infusionada o café.

### *Alcohol*

El consumo de bebidas alcohólicas con alto contenido calórico puede contribuir a comer en exceso, alterar tus objetivos de ayuno y afectar tu metabolismo y la calidad de tu sueño, factores esenciales para el éxito de tu rutina de ayuno. Cuando bebes alcohol, tu hígado da prioridad al procesamiento del alcohol, lo que dificulta la quema de calorías. Si decides consumir alcohol durante el ayuno, opta por alternativas bajas en carbohidratos, como vino seco, cerveza ligera o licores mezclados con agua con gas.

*Edulcorantes*

Los productos que contienen sucralosa, aspartamo o sacarina pueden parecer alternativas sin calorías, pero aun así pueden afectar a tu salud alterando tus papilas gustativas y afectando a tu metabolismo. Como resultado, provocan antojos y exceso de comida. Aunque los edulcorantes naturales como la miel o la stevia son mejores opciones, limitar el consumo total de edulcorantes te ayudará a evitar desarrollar una preferencia por los alimentos azucarados y a mantener una dieta equilibrada.

# El momento adecuado: Mejorar la salud circadiana

Existe una intrigante conexión entre el ayuno intermitente y los ritmos naturales de nuestro cuerpo, conocidos como ritmos circadianos. Estos relojes biológicos influyen en cómo y cuándo comemos, y el ayuno intermitente puede alinearse estrechamente con estos procesos. Integrar el ayuno intermitente con nuestros ritmos circadianos naturales puede provocar beneficios en los patrones de sueño y los niveles de energía, proporcionando el descanso que necesitamos para empezar cada día sintiéndonos renovadas y rejuvenecidas.

*Ritmos circadianos*

Imagina tu ritmo circadiano como el cronometrador interno de tu cuerpo, que coordina a la perfección diversas funciones fisiológicas y comportamientos. El *núcleo supraquiasmático* del cerebro actúa como el reloj maestro que guía este proceso. Regula los ritmos de tu organismo como resultado de la influencia de

50

señales como la exposición a la luz, el horario de las comidas y las interacciones sociales.

## *Alinear el ayuno intermitente con tus ritmos circadianos*

La salud circadiana actúa como un reloj regulador que gestiona los procesos fisiológicos de nuestro cuerpo a lo largo de un ciclo de 24 horas. Alinear las actividades diarias, como comer y dormir, con nuestros ritmos circadianos favorece las funciones metabólicas, cognitivas e inmunitarias, promoviendo así nuestra salud y el bienestar general.

Cuando se interpretan y aplican correctamente, el ayuno intermitente y los ritmos circadianos pueden funcionar en armonía para mejorar la salud circadiana. Averiguar tu ritmo circadiano, o proceso interno natural, es fácil; toma nota de tus patrones naturales de sueño, cuándo tienes hambre y cuándo tienes más energía. Otra forma sencilla de seguir el camino correcto es preguntarte: "¿Soy una persona madrugadora o un búho nocturno?".

Una vez que conozcas tus ritmos naturales, podrás programar tus periodos de comida y ayuno en consecuencia. Lo ideal es programar la hora de comer cuando el metabolismo está en su punto álgido, mientras que el ayuno debe coincidir con el periodo de menor actividad, normalmente cuando se duerme.

Este proceso tardará tiempo en perfeccionarse, pero una vez que tu rutina de ayuno esté sincronizada con tus ritmos corporales naturales, los beneficios del ayuno intermitente se verán amplificados. Una sinergia entre el ayuno intermitente y el ritmo circadiano mejorará tu equilibrio hormonal, aumentará tu metabolismo y mejorará tu digestión. Una alineación adecuada también promueve una mejor calidad del sueño, regula el ciclo sueño-vigilia y optimiza los niveles de energía cuando más se necesitan, agudizando así tu claridad y rendimiento.

La alineación circadiana ayuda a controlar el peso en general al mejorar la sensibilidad a la insulina, la regulación del azúcar en sangre y el potencial para quemar grasa. Este proceso también reducirá las tentaciones de picar algo a última hora de la noche, al programar la ingesta de alimentos en función del momento en que el metabolismo está más activo, que suele ser durante el día.

Comprender y ajustar los patrones alimenticios a los ritmos circadianos del cuerpo ayuda a controlar el hambre, mejorar la calidad del sueño y optimizar la salud metabólica, todos ellos componentes esenciales para mantener un peso saludable y el bienestar general. Esta alineación aumenta la probabilidad de éxito del ayuno intermitente a largo plazo y mejora tu salud circadiana.

## Aprender por las buenas: Errores comunes y cómo evitarlos

¡Aventurarte en tu viaje hacia el ayuno intermitente es un esfuerzo emocionante! Pero es esencial ser consciente de los errores comunes que podrían obstaculizar tu progreso. Incorporar el ayuno intermitente a tu vida no tiene por qué ser una lucha. Cuanto más informada estés, mejor preparada estarás. Exploremos cómo evitar algunos de los errores más comunes con los que las personas se encuentran al practicar el ayuno intermitente.

*El comienzo del velocista: Evita precipitarte en el ayuno intermitente*

Empezar el ayuno intermitente con demasiado entusiasmo puede llevar a precipitarse en el proceso. Es importante introducirse gradualmente en la rutina del ayuno para que el cuerpo pueda adaptarse y encontrar su ritmo. Esto es especialmente importante en el caso de las mujeres, ya que una progresión constante garantiza una transición más suave sin sobrecargar el sistema. Comienza ampliando los intervalos de ayuno en pequeños incrementos para permitir que tu cuerpo se adapte a tu propio ritmo.

*Encontrar el ajuste adecuado: Prueba diferentes métodos de ayuno intermitente y ajústate*

No existe un protocolo de ayuno intermitente universal; tu práctica del ayuno intermitente debe ser personalizada. Un error común es comprometerse a un programa de ayuno rígido sin tener en cuenta tu estilo de vida específico, tus niveles de energía y tus preferencias. Aferrarte a un método equivocado te conducirá al fracaso al crear una rutina insostenible que te causará estrés y frustración.

Experimenta con diferentes periodos de ayuno y alimentación y controla de cerca la respuesta de tu cuerpo. Esto te permitirá utilizar el proceso de selección para encontrar los mejores períodos teniendo en cuenta tus hábitos alimenticios habituales y tu horario diario. No dudes en ajustar tu régimen de ayuno cuando se produzcan cambios en tu rutina diaria o en tu estilo de vida. El éxito a largo plazo de tu práctica del ayuno depende de tu flexibilidad y capacidad de adaptación.

### Combustible para el ayuno: Come sano

Aunque el ayuno intermitente ofrece flexibilidad, es importante no cometer el error de sobrecompensar con opciones de alimentos poco saludables durante tus períodos de alimentación. Consumir proteínas magras, cereales integrales, verduras coloridas y grasas saludables es esencial para proporcionar a tu cuerpo los nutrientes adecuados que necesita para prosperar durante los períodos de ayuno y mantenerte con energía durante los períodos activos.

Consumir regularmente alimentos poco saludables no fomentará una vida sana ni te ayudará a alcanzar tus objetivos de salud. Por el contrario, hacerlo puede provocar un aumento de peso, deficiencias de nutrientes y otros problemas de salud graves.

### Equilibrar la balanza: Sobrellevar la falta de ingesta de alimentos

Aunque en el capítulo anterior se abordó la cuestión de comer en exceso, es igualmente importante ser consciente de los riesgos asociados a la falta de ingesta de alimentos. Tanto comer en exceso como no comer lo suficiente suelen estar provocados por una transición rápida al ayuno, ya que adaptarse a períodos de alimentación más reducidos puede resultar complicado.

Consumir la cantidad necesaria de calorías en un plazo más corto puede provocar sensación de saciedad o la necesidad de comer cuando no se tiene verdadero hambre. Una solución práctica a este problema es concentrarse en el consumo de alimentos ricos en nutrientes. Estos alimentos proporcionan una gran cantidad de nutrientes con un menor número de calorías, facilitando tus necesidades dietéticas sin contribuir al exceso de ingesta. Este enfoque asegura que tu cuerpo reciba la nutrición adecuada mientras cumples con tu práctica de ayuno.

## *El efecto oasis: Prevenir la deshidratación*

La deshidratación se ha mencionado repetidamente porque es increíblemente importante. Es una cuestión que se suele pasar por alto y que puede producir varios efectos no deseados como dolores de cabeza, mareos, estreñimiento y disminución de la energía y la claridad mental. Beber agua con regularidad a lo largo del día debería ser una parte integral de tu rutina y te ayudará a mantener los niveles de energía, favorecer la digestión y prevenir síntomas como dolores de cabeza y estreñimiento.

## *Más que números: Cambia tu mentalidad de la pérdida de peso al bienestar*

Aunque es habitual centrarse en la balanza, cambiar la perspectiva hacia la salud y el bienestar general mejorará significativamente tu experiencia con el ayuno intermitente. El ayuno intermitente es sólo uno de los aspectos de un estilo de vida saludable, entre los que se incluyen el ejercicio regular, la alimentación consciente y el control del estrés.

El peso de tu cuerpo es increíblemente complejo y está influenciado por varios factores como el peso del agua, los carbohidratos, la sal, la ingesta de grasas, los niveles de ejercicio y el estrés. El número que ves en la balanza sólo refleja algunos de estos factores. Pregúntate a ti misma: ¿Cómo se siente tu cuerpo? ¿Tienes más energía? ¿Cómo te sienta la ropa? Estas preguntas son mucho más importantes a la hora de examinar tus progresos en el ayuno intermitente.

Limítate a pesarte como máximo una vez a la semana y considera la posibilidad de tomarte medidas corporales como una forma adicional de controlar tu progreso. Mantener el mismo peso y reducir las medidas indica pérdida de grasa y ganancia de músculo, ¡un progreso positivo que vale la pena celebrar!

# 5

# ENCONTRAR EL EQUILIBRIO ENTRE CONDICIÓN FÍSICA Y AYUNO

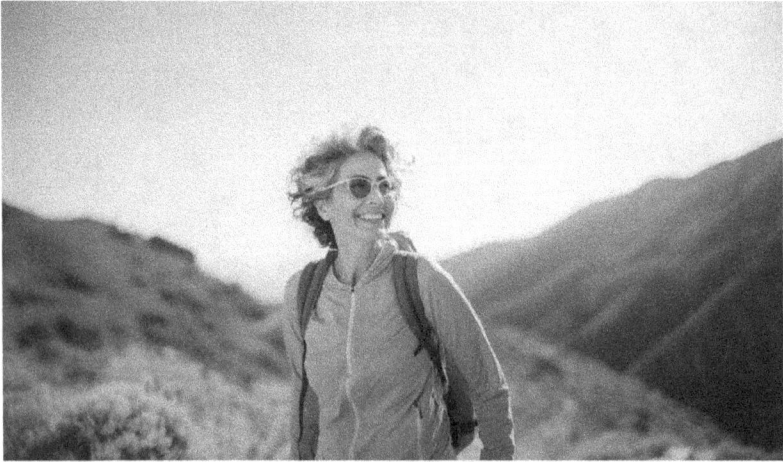

*¿Cómo se supone que debo ayunar y hacer ejercicio? ¿Le estoy pidiendo demasiado a mi cuerpo? ¿Valdrá la pena todo esto?* – Diario de Linda, julio de 2020

Cuando empecé con el ayuno intermitente, una de mis principales preocupaciones era si podría hacer ejercicio de forma segura sin sobreexigir a mi cuerpo. El ejercicio siempre ha sido una prioridad en mi vida; me proporciona una salida social, me anima a salir al aire libre y, lo que es más importante, me mantiene de buen humor. Me alegró descubrir que me había estado preocupando por un mito del ayuno (veremos más en el capítulo 7) y que el ayuno y el ejercicio funcionan simbióticamente.

# Los años dorados: Por qué el ejercicio es esencial para las mujeres de más de 50 años

A medida que envejecemos, actividades cotidianas como cargar la compra, subir escaleras o levantarnos de una silla, pueden resultar más difíciles. El ejercicio regular mejora el movimiento funcional al aumentar la fuerza y la resistencia muscular y hace que las actividades cotidianas sean más accesibles y manejables. Mantener un cuerpo fuerte te permitirá seguir activa mucho más tiempo que quienes llevan un estilo de vida sedentario.

*Bienestar holístico: Salud y calidad de vida*

El movimiento del cuerpo favorece la vitalidad y puede mejorar la calidad de vida en general. La combinación de ayuno intermitente y ejercicio puede ayudar a tu cuerpo a regular las hormonas y a mantener la masa muscular y la densidad ósea, todo lo cual puede aliviar los síntomas de la menopausia.

Incluso notarás una mejora en la salud de tu corazón y en tu metabolismo, disminuyendo el riesgo de enfermedades crónicas como las cardiopatías y la diabetes. Al ayudar a reducir los niveles de estrés y ansiedad, el ejercicio también te proporciona un sueño reparador, asegurando que tu cuerpo esté bien descansado y renovado cada día.

Además, el ejercicio regular mantiene la flexibilidad, el equilibrio y la coordinación, manteniéndote estable y evitando lesiones. Mantenerte activa es la clave para envejecer con dignidad y conservar la independencia.

### *Movimiento para la mente: Bienestar mental y emocional*

El ejercicio no sólo sirve para acondicionar el cuerpo; también es vital para el bienestar mental. El ejercicio habitual aumenta el flujo sanguíneo al cerebro y mejora la claridad mental. También libera *endorfinas*, hormonas que ayudan a regular el mal humor y a reducir el riesgo de depresión. ¿Alguna vez te has sentido deprimida y luego te has sentido mejor después de dar un paseo o jugar con tu perro? Ese es el efecto endorfina del ejercicio.

Mientras que el ayuno es principalmente una práctica en solitario, el ejercicio puede ser una forma fantástica de estar conectada socialmente e introducir un sentido de comunidad en tu vida. Buscar personas afines con intereses comunes también puede motivarte a ser más activa. Participar en actividades sociales te brinda la oportunidad de relacionarte con personas con las que puedes crear lazos afectivos ¡y que te ayudarán en tu camino hacia el ayuno intermitente!

## Energizar el ayuno: Crear una sinergia de ayuno y ejercicio

Al igual que tu práctica del ayuno intermitente, la organización de tu rutina de ejercicios empieza por considerar tus objetivos y tu calendario. Hazte las siguientes preguntas: ¿Cuáles son tus objetivos de ejercicio? ¿Cuántos días quieres hacer ejercicio a la semana y durante cuánto tiempo?

### *Entrenamiento personalizado: Adaptar el ejercicio a tu rutina de ayuno*

Piensa en cómo encaja tu programa de entrenamiento en tu plan de ayuno. Es probable que tengas que ajustar tus entrenamientos a tus periodos de ayuno y alimentación para asegurarte de que tu cuerpo tenga la energía que necesita para rendir. No dudes en experimentar con diferentes horarios de ejercicio hasta que encuentres lo que mejor se adapte a ti. Como siempre, mantente en sintonía con los mensajes de tu cuerpo; si te sientes decaída o indispuesta, no pasa nada por tomarte un descanso o bajar la intensidad.

Si tienes poco tiempo, los entrenamientos de alta intensidad pueden irte bien, ya que son más eficaces y efectivos. Pero si decides hacer ejercicio durante las horas de ayuno, limítate a actividades de baja intensidad para ahorrar energía. Y lo que es más importante, mantente hidratada durante todo el entrenamiento y, si necesitas un aporte de electrolitos, prueba el agua de coco en lugar de las bebidas energéticas azucaradas.

El precalentamiento y el enfriamiento incluyen actividades como cardio ligero y estiramientos, y es esencial añadirlos a la rutina de ejercicios para prevenir lesiones y facilitar la recuperación. El precalentamiento prepara el cuerpo para una actividad más intensa aumentando la flexibilidad y la frecuencia cardíaca, mientras que el enfriamiento reduce gradualmente la frecuencia cardíaca y minimiza los mareos y las contracturas musculares.

*Alimentación y flexibilidad: El papel de los alimentos en tu rutina de entrenamiento*

Para potenciar tus entrenamientos, incluye un equilibrio de proteínas magras y carbohidratos saludables en tus comidas. Esto garantizará una energía sostenida para tu rutina de ejercicios y ayudará a la reparación muscular.

Si prefieres comer después del entrenamiento, da prioridad a la nutrición post-entrenamiento. Piensa en esto como tu "comida de recuperación". Nutrir tu cuerpo con una "comida de recuperación" cumplirá la misma función que comer antes de entrenar, ya que te ayudará a recuperar los músculos y a reponer tus reservas de energía.

Ten en cuenta tu estado de salud a la hora de planificar tu rutina de ejercicios. En caso de duda, consulta a tu médico o entrenador para que te oriente de forma personalizada. Tu rutina de ejercicios debe adaptarse exclusivamente a ti.

# Fórmula Fitness: Ejercicios de fuerza para perder peso

## *En ráfagas cortas: Ejercicio anaeróbico*

El ejercicio anaeróbico consiste en breves ráfagas de actividad intensa; piensa en él como en un sprint, no como en un maratón. Es una forma excelente de desarrollar músculo magro, estimular el metabolismo y aumentar la densidad ósea. Estos tipos de ejercicios son perfectos para que quienes se inician en el deporte los añadan a sus rutinas de ejercicio y ayuno. Los estiramientos, el yoga y el pilates son excelentes ejemplos de cómo practicar ejercicios anaeróbicos.

### *Un corazón que corre: Ejercicio aeróbico*

El ejercicio aeróbico hace que el corazón bombee y la respiración se acelere. Caminar, hacer senderismo y subir escaleras, son buenos ejemplos de este tipo de ejercicio. Otras opciones divertidas son bailar, nadar y practicar Tai Chi. Estas actividades fortalecen la salud respiratoria y cardiaca, aumentan la resistencia y favorecen la pérdida de peso.

### *Aprovechar la resistencia: Entrenamiento de fuerza*

El entrenamiento de fuerza, también conocido como *entrenamiento de resistencia*, consiste en ejercicios que requieren que los músculos ejerzan fuerza contra algún tipo de resistencia, como pesas, bandas de resistencia o incluso el peso corporal. Estos ejercicios provocan pequeños desgarros en las fibras musculares que hacen que el cuerpo repare y reconstruya los tejidos musculares, haciéndolos más fuertes con el tiempo.

Al igual que los músculos se fortalecen cuando están sometidos a tensión, los huesos también responden a la tensión haciéndose más densos y fuertes. Cuando se realizan actividades de carga que someten los huesos a tensión, se estimula un proceso conocido como *remodelación ósea*, en el que el hueso viejo se sustituye por hueso nuevo para aumentar la densidad ósea y reducir el riesgo de osteoporosis y fracturas.

# Entrenamientos caseros: Ejercicios de fuerza para hacer en casa

Para los ejercicios que incorporan pesas, comienza con un peso cómodo y aumenta gradualmente el peso a medida que incrementes tu fuerza. Es mejor empezar con un peso más ligero y centrarse en la forma adecuada y los movimientos controlados.

La respiración controlada durante el ejercicio aporta oxígeno a los músculos, lo que genera energía y también ayuda a eliminar el dióxido de carbono, un producto de desecho que se crea al hacer ejercicio. Por lo general, se debe inhalar durante la fase menos agotadora del ejercicio y exhalar durante la fase más agotadora.

*Ejercicios para principiantes*

## Estocadas

1. Colócate erguida, contrae el tronco y mantén la espalda recta.

2. Da un gran paso hacia delante doblando las rodillas para mantener la rodilla delantera detrás de los dedos de los pies, y baja el cuerpo hasta que ambas rodillas estén dobladas en un ángulo de 90°.

3. Vuelve a la posición inicial empujando hacia atrás el talón delantero.

4. Repite con la otra pierna.

5. Haz 2 series de 10-12 repeticiones con cada pierna (Frey, 2020).

## Sentadillas

1. Ponte de pie con los pies separados al ancho de las caderas, dobla las rodillas y baja las caderas como si estuvieras sentándote en una silla invisible.

2. Involucra tu tronco mientras mantienes la espalda recta, y asegúrate de que tus rodillas estén detrás de los dedos de tus pies.

3. Mantén el peso sobre los talones y empuja las caderas hacia atrás y hacia abajo, asegurándote de que las rodillas no se inclinen hacia adentro.

4. Endereza las rodillas para elevarte hasta la posición de pie.

5. Haz 2 series de 10-12 repeticiones (Frey, 2020).

## Planchas

1. Colócate en posición de tabla flexionando los brazos, apoya el peso en los antebrazos en lugar de en las manos. Alinea los codos directamente debajo de los hombros para evitar tensiones.

2. A medida que te colocas en posición, mantén el tronco erguido contrayendo los abdominales, los glúteos y los muslos para mantener una línea recta desde la cabeza hasta los talones. Ten cuidado de evitar las caderas caídas o el trasero levantado.

3. Mantén el cuello y la columna vertebral en posición neutra mirando al suelo.

4. Concéntrate en respirar profunda y uniformemente mientras mantienes la posición todo el tiempo que puedas, comenzando con una duración más corta y aumentando gradualmente a medida que adquieras fuerza.

5. Haz 2 series de 30 segundos cada una o hasta 1 minuto (Burchette, 2023).

**Flexiones de brazos**

1. Comienza este ejercicio colocándote en posición de tabla, asegurándote de que tus manos estén colocadas ligeramente más separadas que el ancho de tus hombros.

2. Baja el cuerpo doblando los codos mientras mantienes la espalda recta, luego empuja hacia arriba hasta la posición inicial.

3. Si una flexión estándar te resulta demasiado difícil, puedes modificarla flexionando tus rodillas. Colócate en posición de plancha y baja las rodillas hacia el suelo manteniendo el cuerpo recto desde la cabeza hasta las rodillas. Realiza la flexión en esta posición.

4. Haz 2 series de 8-10 repeticiones (Frey, 2020).

*Ejercicios intermedios*

**Flexiones de bíceps**

1. Toma un par de mancuernas, ponte de pie con los pies separados a la anchura de las caderas y sujeta las pesas a los lados con las palmas de las manos hacia delante.

2. Dobla los codos para llevar las pesas hacia los hombros y luego vuelve a bajarlas.

3. No utilices la espalda ni los hombros para levantar las pesas; tus antebrazos deben hacer todo el trabajo.

4. Asegúrate de respirar correctamente exhalando al levantar las pesas e inhalando al bajarlas.

5. Haz 2 series de 10-12 repeticiones utilizando pesos ligeros (5-10 libras) (Burchette, 2023).

**Elevaciones laterales**

1. Sujeta una mancuerna en cada mano, ponte de pie con los pies separados a la altura de los hombros y deja que las pesas cuelguen a los lados.

2. Extiende los brazos hasta que estén paralelos al suelo, y luego bájalos lentamente hacia los lados.

3. Mientras realizas este ejercicio, no permitas que tus muñecas se doblen.

4. Asegúrate de exhalar al levantar las pesas e inhalar al volver a bajarlas.

5. Realiza 2 series de 10-12 repeticiones utilizando pesos ligeros (3-8 libras) (Frey, 2020).

**Flexiones de tríceps**

1. Siéntate en el borde de una silla estable, coloca las manos junto a las caderas con los dedos apuntando hacia delante y desliza las caderas fuera de la silla.

2. Baja el cuerpo doblando los codos y, a continuación, vuelve a impulsarte hacia arriba.

3. Mantén los hombros firmes evitando que se junten o se separen demasiado.

4. Asegúrate de respirar correctamente exhalando al empujar hacia arriba e inhalando al volver a bajar.

5. Ajusta la dificultad extendiendo las piernas para hacer el ejercicio más desafiante.

6. Haz 2 series de 10-12 repeticiones (Frey, 2020).

**Remo inclinado con mancuernas**

1. Con una mancuerna en cada mano, colócate de pie con los pies separados a la anchura de los hombros y las rodillas ligeramente flexionadas. Inclina el torso hacia delante bajando ligeramente las caderas.

2. Mantén la espalda recta. Flexiona tus codos, subiendo las pesas hacia las caderas, aprieta los omóplatos y vuelve a bajarlas.

3. Mantén el cuello en posición neutra mirando hacia el suelo.

4. Tira de las pesas hacia arriba llevando los codos hacia atrás, no hacia los lados.

5. Utiliza un movimiento controlado en lugar de confiar en que el impulso haga el trabajo por ti.

6. Asegúrate de respirar correctamente exhalando al levantar las pesas e inhalando al bajarlas.

La guía práctica del ayuno intermitente para mujeres mayores de 50

7. Haz 2 series de 10-12 repeticiones utilizando pesos ligeros (5-10 libras) (Burchette, 2023).

*Ejercicios avanzados*

**Flexiones con balón de estabilidad**
1. Coloca las manos sobre un balón de estabilidad en posición de flexión de brazos. Las manos deben estar debajo de los hombros para evitar tensiones.

2. Realiza flexiones de brazos mientras mantienes el balón estable. Céntrate en los movimientos controlados en lugar de la velocidad ayudará a la estabilidad de la pelota.

3. Haz 2 series de 8-10 repeticiones (Frey, 2020).

**Pasos laterales con banda**
1. Colócate una banda de resistencia alrededor de los tobillos, dobla ligeramente las rodillas y haz una ligera bisagra en las caderas, manteniendo la espalda recta y el pecho levantado.

2. Asegúrate de mantener la tensión en la banda en todo momento y dar pasos laterales contra la resistencia de la banda.

3. Evita que tus pies se junten o que tus rodillas se inclinen hacia dentro.

4. Asegúrate de exhalar al dar el paso lateral e inhalar al llevar el otro pie hacia dentro.

69

5. Si este ejercicio te resulta demasiado exigente, puedes modificarlo colocando la banda de resistencia sobre los muslos.

6. Haz 2 series de 10-12 repeticiones a cada lado, y utiliza una banda de resistencia ligera para este ejercicio (Frey, 2020).

**Estocadas con extensión por encima de la cabeza**

1. Comienza sujetando una mancuerna con ambas manos por encima de la cabeza. Procura mantener la espalda recta y mantener el tronco erguido durante todo el ejercicio.

2. Da un paso hacia delante en una estocada, asegurándote de que das un paso lo suficientemente grande como para que ambas rodillas estén dobladas en un ángulo de 90° al final de la estocada. La rodilla delantera debe estar directamente por encima del tobillo, y la trasera debe mantenerse a unos pocos centímetros por encima del suelo.

3. Mantén el peso en alto durante todo el ejercicio. Al levantarte de la estocada, presiona la pesa hacia arriba utilizando todo el cuerpo en lugar de sólo los brazos.

4. Presta atención a tu respiración asegurándote de exhalar cuando empujes el talón para volver a la posición inicial e inhalar antes de bajar a la estocada.

5. Haz 2 series de 10-12 repeticiones con cada pierna, utilizando pesos ligeros (5-10 libras) (Frey, 2020).

# 6

# CÓMO MANTENER EL AYUNO

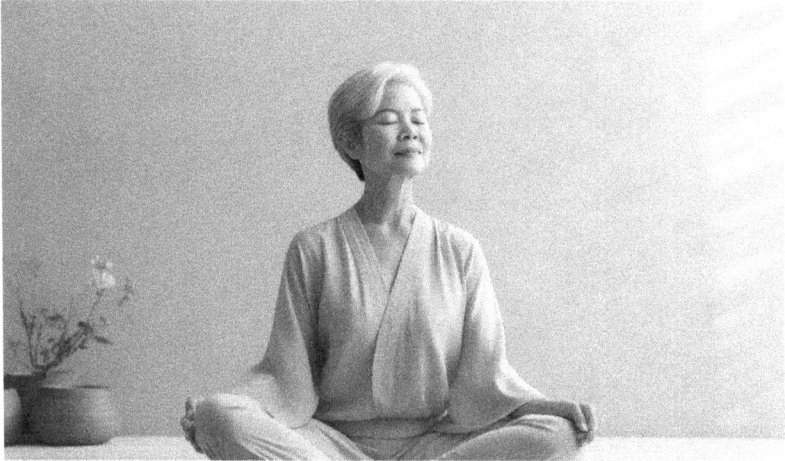

*Hoy me ha llamado mi médico. Olvidé que tenía una cita. Mientras salía corriendo hacia la puerta, me di cuenta de que había perdido las llaves del coche. Esto se siente como mi nueva normalidad.* – Diario de Linda, noviembre de 2020

En noviembre de 2020, había estado practicando el ayuno intermitente durante unos 9 meses. Cuando comencé con el ayuno intermitente, tuve algunos altibajos, pero noviembre resultó ser particularmente desafiante para mí. Días como el del extracto de mi diario parecían cotidianos, y me resultaba más difícil cumplir con mi programa de ayuno.

La vida siempre tendrá altibajos y, sin duda, se producirán situaciones estresantes. ¡No dejes que eso se interponga en tu camino del ayuno intermitente! Hay muchas formas de mantenerte positiva y controlar el estrés para alcanzar tus objetivos de salud.

## Mantener el rumbo: Practicar la perseverancia y el amor propio

Adoptar una nueva práctica no será fácil, y los momentos difíciles serán inevitables. No te castigues si caes en la tentación o no puedes cumplir tu programa de ayuno.

Cada "fracaso" es una oportunidad para analizar la situación. ¿Estabas demasiado estresada? ¿Cómo podría mejorar tu plan? Utiliza esta información para hacer cambios positivos y mejorar tu enfoque para la próxima vez. Cada paso en falso te da la oportunidad de hacerte más fuerte y desarrollar tu capacidad de recuperación.

Helen Keller (s.f.) dijo una vez: "El optimismo es la fe que conduce al logro. No se puede hacer nada sin esperanza y confianza" (párr. 1). Pensar en positivo y aceptar quién eres, tal y como eres ahora mismo, impulsará el cambio y te llevará hacia la vida que deseas.

Cambia las expresiones negativas por otras de amor propio y compasión, sobre todo cuando te enfrentes a desafíos. Por ejemplo, si te sorprendes a ti misma pensando: *"No puedo hacer esto; es demasiado difícil. Nunca podré seguir este programa de ayuno"*, reformula ese pensamiento transformándolo en algo más positivo. Pregúntate cómo respondería un amigo o un familiar que te apoyara y dirige esa respuesta hacia ti.

73

El amor propio significa simplemente sentirse bien con una misma. Abraza tu cuerpo centrándote en los rasgos que aprecias y evita las imágenes o las redes sociales que puedan afectarte negativamente. Piensa en la adopción de una mentalidad positiva como un ejercicio mental que te ayudará a practicar el ayuno intermitente.

## Todas las Ventajas: Aprovecha los beneficios

El ayuno intermitente proporciona una estructura de apoyo a tu rutina diaria. En lugar de considerar el ayuno como algo restrictivo, intenta centrarte en las ventajas que esta nueva práctica aportará a tu vida. Si es necesario, repasa los capítulos anteriores que destacan los numerosos beneficios del ayuno intermitente, como la pérdida de peso, el aumento de la energía y la claridad mental.

El autoconocimiento es una herramienta poderosa. El ayuno me hizo darme cuenta de que soy golosa y que suelo picar algo por la noche. Al alinear mis periodos de ayuno con la hora en la que deseo acostarme, pude acabar con estos malos hábitos, reducir el estrés y tener más control sobre mi vida. Practicar conscientemente el ayuno intermitente transformará tu relación con la comida y te inspirará para adoptar hábitos más saludables a medida que avances en tu viaje.

Amplía tu mente y apóyate en el ayuno intermitente leyendo libros y artículos fiables, participando en foros en línea, escuchando podcasts y consultando a profesionales de la salud. Infórmate continuamente sobre los numerosos beneficios del ayuno intermitente y ganarás confianza y motivación para seguir adelante con tu práctica del ayuno.

# El Zen y el arte del ayuno: Gestión del estrés para un estilo de vida saludable

El estrés es una parte de la vida de la que no podemos escapar, por mucho que lo intentemos. Siempre hay plazos que se aproximan, facturas que no dejan de llegar y obligaciones familiares que exigen nuestra atención inmediata: encontrar un momento de soledad parece casi imposible. No estás sola: alrededor del 77% de las personas experimentan regularmente síntomas físicos causados por el estrés (Instituto Americano del Estrés, 2021). Aunque los factores estresantes de la vida son inevitables, pueden ser controlados para mejorar tu calidad de vida.

## *Cultivar la calma: Introducción a las técnicas de atención plena*

La gestión del estrés es a menudo un componente subestimado de una práctica exitosa del ayuno intermitente. No controlar el estrés puede obstaculizar tus progresos y desencadenar la producción de *cortisol*, una hormona que favorece el almacenamiento de grasa y contrarresta los beneficios del ayuno intermitente. El estrés crónico también puede conducir a la alimentación emocional, desequilibrando tu programa de ayuno y tus objetivos generales de salud.

Hay dos tipos diferentes de factores estresantes que es importante distinguir. Los *factores estresantes a corto plazo* son aquellos como las próximas interacciones sociales, lidiar con la tecnología o comenzar una nueva práctica; estos te ayudan a crecer y a desarrollar resiliencia. El *estrés crónico*, es prolongado y causa un dolor emocional continuo; puede desencadenarse por acontecimientos traumáticos como una enfermedad prolongada, una relación infeliz o la presión económica.

Para mejorar la capacidad de gestionar tanto el estrés crónico como el de corta duración, es preciso autoexplorarse. Todas las técnicas de reducción del estrés requieren cierto grado de introspección y la voluntad de examinar dónde y cómo se desea que se produzca el cambio. Las prácticas de atención plena son especialmente eficaces para desarrollar la autoconciencia. Implican centrarse activamente en el momento presente y en los pensamientos, sentimientos, sensaciones corporales y entorno actuales, sin juzgarlos.

La meditación y la exploración corporal son ejercicios útiles para aliviar el estrés que cualquiera puede practicar. La meditación consiste en concentrar la mente para alcanzar un estado de calma y estabilidad. Busca un lugar tranquilo y, siéntate cómodamente, cierra los ojos y concéntrate en la respiración. Empieza con unos minutos al día y ve aumentando el tiempo que pasas sentada, y examina cómo te sientes después. Para escanear tu cuerpo, busca un lugar tranquilo, cierra los ojos y desplaza gradualmente tu atención de una parte del cuerpo a otra. Observa las zonas de tensión y respira conscientemente para aliviarlas.

La respiración consciente es uno de mis métodos favoritos para aliviar el estrés, sobre todo cuando tengo ansiedad. Prueba el ejercicio de respiración 4-7-8: Inhala durante 4 segundos, mantén la respiración durante 7 segundos y exhala durante 8 segundos.

Esta técnica activa el sistema nervioso parasimpático, reduciendo eficazmente el estrés.

Practicar la gratitud también puede ser una herramienta útil para cultivar la atención plena. Cuando te sientas desanimada, tómate un momento para pensar por qué estás agradecida; puede ser algo tan sencillo como tu compañero peludo o la sonrisa de un desconocido. Practica la gratitud a diario escribiendo un diario o creando una caja de agradecimientos a la que puedas recurrir en los días difíciles.

Aunque el estrés es una experiencia común, no debe pasarse por alto ni ser ignorado. Además de obstaculizar el progreso de tu práctica de ayuno intermitente, el estrés no controlado puede alterar tu estabilidad emocional, obstaculizar las conexiones significativas con los demás y disminuir tu sensación general de alegría en la vida.

### Salud holística: Establece rutinas saludables

La salud holística no es sólo retórica; es una forma de vida multidimensional y una ciencia que actualmente se enseña en las universidades. Todas las pequeñas decisiones de nuestra vida se manifiestan en un estilo de vida holístico, incluida la forma en que comemos, gestionamos el estrés, mantenemos la actividad física y organizamos nuestras rutinas diarias.

Establecer una rutina equilibrada es esencial para promover la salud holística. Sin agobiarte, empieza estableciendo pequeños objetivos con expectativas realistas. En secciones anteriores, repasamos la importancia de una nutrición adecuada, el ejercicio regular, el sueño reparador y la gestión del estrés.

Además, la organización y la gestión eficaz del tiempo pueden desempeñar un papel esencial en el establecimiento de una rutina saludable. Planificar el día con antelación, hacer listas de tareas y establecer prioridades, puede ayudarte a tener más control y a sentirte menos abrumada.

Otra parte clave de un estilo de vida holístico, es crear y mantener vínculos sociales. Dedica tiempo a estar en contacto con tus seres queridos por teléfono, videoconferencia o en persona. La risa es un gran liberador del estrés, así que intenta participar en actividades que te aporten alegría, ya sea ver una película divertida, compartir chistes o recordar momentos felices.

Vigila tu exposición a factores estresantes externos, como el consumo excesivo de noticias o redes sociales. Y no dudes en buscar ayuda profesional, como terapia, cuando los retos de tu vida te parezcan insuperables. Mediante el establecimiento de rutinas saludables, podrás reducir significativamente el impacto del estrés en tu camino hacia el ayuno intermitente y construir un estilo de vida holístico.

## Los períodos de ayuno: Consejos para ayunar con éxito

*Más allá de las dietas: Un estilo de vida basado en el ayuno*

Tu forma de vida engloba los numerosos hábitos, comportamientos y actitudes que conforman tu rutina y estilo de vida. Piensa en tu estilo de vida y pregúntate: "¿Soy feliz o deseo cambiar?". No hace falta mucho para efectuar un cambio. El primer paso adelante lleva al siguiente, que, con el tiempo, se convertirá en cambios más profundos a medida que continúes actuando.

Piensa en el ayuno intermitente como el primer paso para iniciar un cambio capaz de transformar tu vida. Esta práctica mejora tu conexión mente-cuerpo, y el hecho de construir una relación sólida, mejorará tu bienestar mental y físico.

### *Equilibrio: Mantenerse constante y adaptable*

Realizar un seguimiento de tu progreso en el ayuno intermitente te proporcionará información valiosa sobre el éxito de tu ayuno y te ayudará a mantener la constancia en tu práctica. Llevar un diario de ciertos aspectos, como la ingesta de alimentos, los niveles de energía, el estado de ánimo y las actividades físicas, te permitirá saber qué aspectos funcionan bien y cuáles deben modificarse. Por ejemplo, si controlas tus niveles de energía, podrás entender mejor cómo responde tu cuerpo al ayuno. Sentirse con energía durante la práctica del ayuno intermitente indica que el cuerpo responde bien a la ingesta de alimentos y al programa de ayuno.

Mantener la constancia en tu rutina de ayuno es esencial, pero también es importante ser adaptable. La vida puede depararnos sorpresas, como un compromiso familiar inesperado, así que debemos estar preparadas para adaptarnos cuando sea necesario. Por ejemplo, si tienes que preparar la comida para una visita repentina de tus nietos, considera la posibilidad de adelantar la hora de comer ese día. De este modo, estarás completamente nutrida antes de la visita y no caerás en la tentación de comer alimentos que puedan contrarrestar tus progresos. Con la ayuda de un sistema de seguimiento, podrás evaluar regularmente tus objetivos de salud y ajustar tu rutina de ayuno para asegurarte de estar progresando.

### Ayuno prudente: Practica la autocompasión

La autocompasión implica tratarse a una misma con la misma amabilidad, preocupación y comprensión que le ofrecerías a una amiga o a un ser querido. Esto es esencial para cultivar una mentalidad positiva y practicar la atención plena en tu viaje de ayuno intermitente. No te desanimes cuando sufras contratiempos; reconócelos como parte del proceso.

Reconocer tus esfuerzos y progresos es una parte fundamental de la autocompasión. Reconoce tus logros, que no sólo se reflejan en los números de la balanza, como respetar los intervalos de ayuno, resistir la tentación de un dulce o beber más agua. Celebrar tus victorias te motivará para continuar tu viaje de ayuno intermitente con confianza.

# 7

# DERRIBANDO LOS MITOS DEL AYUNO INTERMITENTE

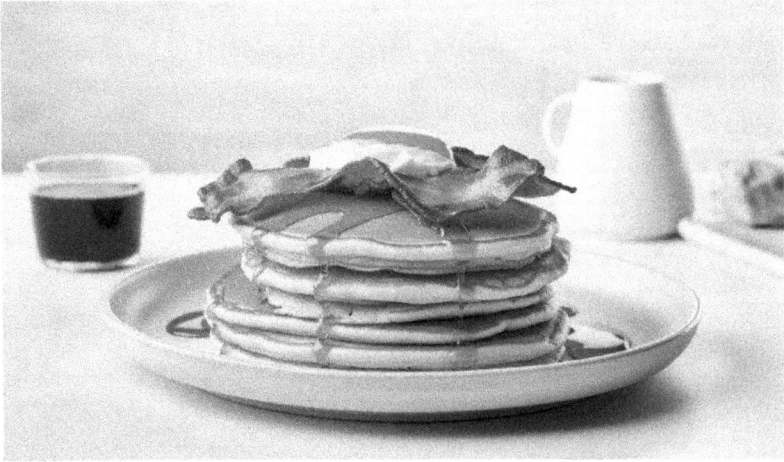

Hay un exceso de información errónea en el mundo que puede causar mucho miedo y ansiedad innecesarios. Vamos a abordar algunos mitos comunes acerca del ayuno intermitente para que puedas comenzar tu viaje con plena conciencia y tranquilidad.

## Mito 1: El ayuno intermitente no es seguro para los adultos mayores

Aunque el cuerpo de cada persona es diferente y el ayuno puede no ser adecuado para todos, el ayuno intermitente es generalmente seguro para todos los adultos, incluidas las mujeres y los adultos mayores. Sin embargo, si tienes problemas de salud preexistentes, es necesario que consultes a un profesional sanitario antes de empezar cualquier régimen dietético nuevo. Ellos te ayudarán a vigilar de cerca tus necesidades de salud y a asegurarte de que cumplas tus requisitos nutricionales durante las ventanas de alimentación.

## Mito 2: El ayuno provoca hambre

Este mito no distingue entre el ayuno -una práctica controlada de alternar periodos de alimentación y ayuno- y la práctica nociva de la malnutrición prolongada o inanición. Mientras que el ayuno activa el cuerpo para utilizar la energía almacenada de forma saludable, la inanición prolongada obliga al cuerpo a entrar en modo de supervivencia, lo que conduce a la degradación muscular y a una disminución de la tasa metabólica.

## Mito 3: El ayuno intermitente ralentiza el metabolismo

Los efectos metabólicos adversos son causados por la inanición, no por el ayuno. La inanición ralentiza el proceso metabólico porque el cuerpo intenta conservar energía reduciendo el ritmo al que quema calorías. Si te adaptas a tu rutina de ayuno y das prioridad a la calidad y cantidad de tu ingesta alimentaria, podrás mantener un metabolismo saludable durante todo el proceso de ayuno intermitente.

## Mito 4: El ayuno intermitente provoca deficiencias de nutrientes

Las deficiencias de nutrientes se deben a una mala elección de la dieta, no al régimen de ayuno. Si te centras en los "bocados saludables", alimentos ricos en nutrientes esenciales, podrás satisfacer fácilmente tus necesidades nutricionales durante el ayuno.

## Mito 5: El ayuno intermitente provoca pérdida de masa muscular

Combinar el ayuno intermitente con el entrenamiento de resistencia y una dieta adecuada en proteínas puede ayudarte a mantener e incluso aumentar la masa muscular. La pérdida de masa muscular suele producirse cuando no se come lo suficiente durante un periodo prolongado que se extiende más allá del periodo de ayuno. Comer bien y mantenerte activa, da a tus músculos la mejor oportunidad de mantenerse fuertes y sanos.

## Mito 6: No es seguro que los adultos mayores hagan ejercicio mientras practican el ayuno intermitente

El ejercicio es perfectamente seguro y beneficioso para los adultos mayores que practican el ayuno intermitente, y se recomienda realizar actividad física independientemente del grupo etario. Mantenerte físicamente activa es cada vez más importante a medida que envejeces para mantener la masa muscular, la salud cardiovascular y el bienestar mental.

## Mito 7: Adoptar el ayuno intermitente significa que perderás peso

El ayuno intermitente no es una cura milagrosa para la pérdida de peso; debes complementarlo con una elección consciente de los alimentos y un estilo de vida saludable. Aunque mantener el horario de ayuno es esencial, la calidad de los alimentos que consumas, tu régimen de ejercicio y tu estilo de vida, son vitales para controlar el peso y acceder a los numerosos beneficios del ayuno intermitente.

## Mito 8: El ayuno intermitente es demasiado difícil de adoptar

El ayuno intermitente es un enfoque versátil y adaptable que no requiere un recuento de calorías ni limitaciones estrictas de alimentos, lo que lo convierte en una opción sostenible para diversos estilos de vida. La flexibilidad de esta práctica, combinada con la capacidad de nuestro cerebro para asimilar nueva información y adoptar nuevos hábitos, hace del ayuno intermitente una alternativa manejable y flexible a las dietas convencionales.

¡No dejes que el miedo y el agobio te impidan probar algo nuevo! El ayuno intermitente te abrirá oportunidades para alcanzar tus objetivos de salud, adoptar hábitos más saludables y transformar tu vida.

## Mito 9: El ayuno intermitente es perjudicial para la función cerebral

Todo lo contrario: el ayuno intermitente desencadena la producción de cetonas y BDNF, mejorando la salud y la función cerebral. El ayuno también se ha asociado a un aumento de la autofagia, que contribuye al bienestar cognitivo y a eliminar las células dañadas del cerebro (Asp, 2023).

## Mito 10: Debes saltearte el desayuno para que el ayuno intermitente funcione

El ayuno intermitente ofrece una serie de opciones para las ventanas de ayuno y alimentación, y saltarse el desayuno es sólo una de ellas. Los estudios demuestran que desayunar no tiene ninguna ventaja inherente; se trata más bien de adaptar los horarios de ayuno a tu estilo de vida (Asp, 2023). Tanto si te salteas el desayuno como si te salteas la cena, la flexibilidad del ayuno intermitente te permite personalizar tu enfoque e identificar el patrón de ayuno que mejor se adapte a tus necesidades y preferencias.

# 8

# 101 RECETAS
# SANAS Y DELICIOSAS

*Me siento como si pudiera escrolear eternamente. En serio, es tan malo como cuando intento encontrar algo que ver en Netflix.* – Diario de Linda, junio de 2020

La preparación y la planificación son algunas de las mejores maneras de garantizar el éxito al iniciar cualquier nuevo emprendimiento. Lo último que querrías es que la falta de tiempo para encontrar recetas saludables fuera un obstáculo en tu camino hacia el ayuno intermitente. Estas recetas han sido cuidadosamente seleccionadas para que resulten sanas y deliciosas a la vez. ¡Y aquí las tienes, al alcance de tu mano!

# Recetas para el desayuno

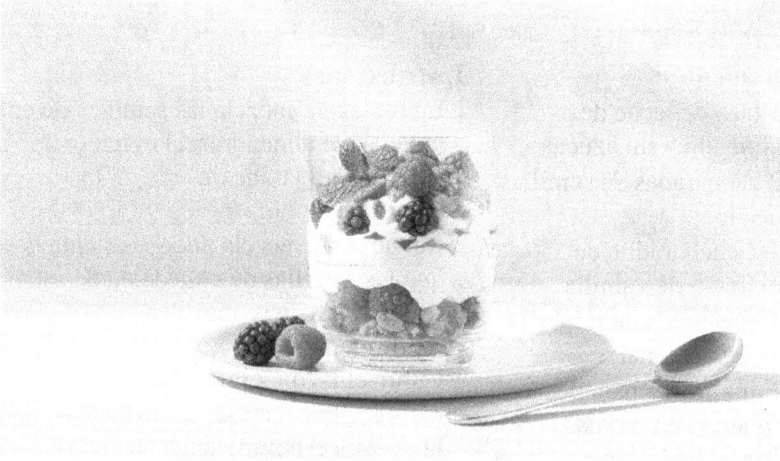

## *Parfait de yogur griego (Fácil)*

**Tiempo:** 5 min          **Tiempo de preparación:** 5 min
**Porción:** 1 parfait

**Información nutricional:**    Calorías: 300    Carbo: 35 g    Grasa: 10 g    Proteínas: 18 g

**Ingredientes:**
- ☐ 1 taza de yogur griego natural
- ☐ 1/2 taza de mix de frutos rojos frescos (fresas, arándanos, frambuesas, etc.)
- ☐ 2 cucharadas de granola
- ☐ 1 cucharada de almendras picadas

**Instrucciones:**
1. En un tazón, reparte el yogur griego uniformemente y distribúyelo en el fondo.
2. Cubre el yogur con la mitad del mix de frutos rojos.
3. Espolvorea 1 cucharada de granola sobre los frutos rojos.
4. Repite estos pasos con el resto de los ingredientes.
5. Termina con almendras picadas por encima.

89

## *Pudin de semillas de chía (Fácil)*

**Tiempo:** 2 horas 5 min
**Porción:** 1 taza de pudin

**Tiempo de preparación:** 5 min
(más 2 horas de refrigeración)

**Información nutricional:** Calories: 150 Carbo: 13 g Grasa: 10 g Proteínas: 4 g

### Ingredientes:
☐ 1 taza de leche de almendras sin azúcar
☐ 2 cucharadas de semillas de chía
☐ 1/2 cucharadita de extracto de vainilla
☐ 1 cucharada de jarabe de arce (opcional)
☐ Fruta fresca para decorar (plátano en rodajas, frutos rojos, etc.)

### Instrucciones:
1. En un tazón, mezcla las semillas de chía, la leche de almendras, el extracto de vainilla y el jarabe de arce (si lo consumes).
2. Revuelve la mezcla enérgicamente hasta que las semillas de chía dejen de estar apelmazadas y se mezclen uniformemente.
3. Cubre el tazón y refrigera durante al menos 2 horas o toda la noche hasta que la mezcla espese y tenga una consistencia parecida a la de un pudin.
4. Cúbrelo con fruta fresca antes de servir ¡y disfrútalo!

## *Tazón de queso cottage y fruta (Fácil)*

**Tiempo:** 5 min
**Porción:** 1 tazón

**Tiempo de preparación:** 5 min

**Información nutricional:** Calorías: 200 Carbo: 25 g Grasa: 5 g Proteínas: 15 g

### Ingredientes:
☐ 1/2 taza de queso cottage o requesón bajo en grasa
☐ 1/2 taza de frutas frescas variadas (frutos rojos, kiwi, piña, etc.)
☐ 1 cucharada de miel
☐ 1 cucharada de almendras picadas

### Instrucciones:
1. Vierte el queso cottage o requesón con una cuchara en una fuente de servir.
2. Cubre el queso cottage con el mix de tu elección de las frutas frescas.
3. Rocía la miel y espolvorea almendras picadas sobre las frutas.

## *Avena de Manzana y Canela (Fácil)*

**Tiempo:** 5 min (plus 12 hours refrigeration)    **Tiempo de preparación:** 5 min
**Porción:** 1 tazón

| Información nutricional: | Calorías: 300 | Carbo: 45 g | Grasa: 10 g | Proteínas: 8 g |
|---|---|---|---|---|

### Ingredientes:
☐ 1/2 taza de copos de avena
☐ 1/2 taza de leche de almendras sin azúcar
☐ 1/2 taza de manzanas cortadas en dados
☐ 1/2 cucharadita de canela molida
☐ 1 cucharada de nueces picadas

### Instrucciones:
1. En un tazón o bol, mezcla la avena arrollada, la leche de almendras, las manzanas cortadas en dados y la canela molida.
2. Remueve bien la mezcla, tapa el recipiente y refrigéralo toda la noche.
3. Por la mañana, cubre el tazón con nueces picadas y ¡a disfrutar!

## *Porridge de avena con plátano al horno (Fácil)*

**Tiempo:** 35 min    **Tiempo de preparación:** 10 min
**Porción:** 1 porción    **Tiempo de horneado:** 25 min

| Información nutricional: | Calorías: 320 | Carbo: 52 g | Grasa: 7 g | Proteínas: 10 g |
|---|---|---|---|---|

### Ingredientes:
☐ 1 plátano maduro, hecho puré
☐ 1/2 taza de leche ( de origen animal o vegetal)
☐ 1/2 taza de copos de avena
☐ 1 cucharada de miel o jarabe de arce
☐ 1/2 cucharadita de canela molida
☐ 1/4 cucharadita de extracto de vainilla
☐ pizca de sal
☐ cobertura opcional: plátano en rodajas, nueces picadas, etc.

### Instrucciones:
1. Precalienta el horno a 175 °C (350 °F) y engrasa una fuente apta para horno.
2. En un bol, mezcla el plátano triturado, los copos de avena, la leche, la miel (o jarabe de arce), la canela molida, el extracto de vainilla y una pizca de sal. Mézclalos bien para asegurarte de que todos los ingredientes estén bien integrados.
3. Vierte la mezcla en la fuente apta para horno engrasada, repartiéndola uniformemente.
4. Hornea en el horno precalentado durante unos 25 minutos o hasta que la parte superior esté dorada y la avena quede firme.
5. Saca el porridge y déjalo enfriar un poco antes de servir.
6. Cubre la preparación con rodajas de plátano o nueces picadas.

91

7. Sírvelo tibio ¡y disfruta de un delicioso desayuno de avena con plátano al horno!

## *Porridge de quínoa con cardamomo y melocotón (Fácil)*

| **Tiempo:** 20 min | **Tiempo de preparación:** 5 min |
|---|---|
| **Porción:** 1 bol | **Tiempo de cocción:** 15 min |

| **Información nutricional:** | Calorías: 350 | Carbo: 55 g | Grasa: 8 g | Proteínas: 12 g |
|---|---|---|---|---|

**Ingredientes:**
- 1/2 taza de quínoa, enjuagada
- 1 melocotón maduro, en rodajas
- 1/2 cucharadita de cardamomo molido
- 1 taza de leche de almendras sin azúcar
- 1 cucharada de frutos secos picados (almendras, nueces, etc.)

**Instrucciones:**
1. En una cacerola, mezclar la quínoa, la leche de almendras y el cardamomo molido.
2. Llevar el líquido a ebullición a fuego alto. Una vez que esté hirviendo, bajar el fuego para que el líquido apenas burbujee y tapar la olla. Cocinar durante unos 15 minutos hasta que la quínoa esté tierna y haya absorbido el líquido.
3. Servir el porridge de quínoa adornado con rodajas de melocotón y nueces picadas.

## *Omelette de verduras (Fácil)*

| **Tiempo:** 15 min | **Tiempo de preparación:** 5 min |
|---|---|
| **Porción:** 1 porción | **Tiempo de cocción:** 10 min |

| **Información nutricional:** | Calorías: 300 | Carbo: 10 g | Grasa: 20 g | Proteínas: 20 g |
|---|---|---|---|---|

**Ingredientes:**
- 3 huevos grandes
- 1/4 taza de queso de cabra desmenuzado
- 1/4 taza de pimientos morrones cortados en dados (de cualquier color)
- 1/4 taza de cebollas cortadas en dados
- 1/4 de taza de tomates cortados en dados
- 1/4 de taza de espinacas picadas

**Instrucciones:**
1. Rompe tus huevos en un tazón, agrega sal y pimienta, y bate los huevos hasta que el condimento esté bien integrado.
2. Calienta una sartén antiadherente a fuego medio y úntala con aceite en aerosol.
3. Añade los pimientos y las cebollas en dados a la sartén a fuego medio. Cocina las verduras hasta que se ablanden, lo que tardará unos 3 minutos.
4. Vierte los huevos batidos en la sartén de modo que cubran las verduras.

☐ sal y pimienta a gusto
☐ spray para cocinar

5. Añade los tomates en dados, las espinacas picadas y el queso de cabra en la mitad del omelette.
6. Dobla la otra mitad del omelette sobre el relleno y cocina hasta que el queso se derrita, lo que tardará unos 2 minutos.
7. Desliza tu omelette de vegetales en un plato y ¡disfruta de tu desayuno caliente!

## *Caldo de huesos para el desayuno (Fácil)*

**Tiempo:** 10 min
**Porción:** 1 porción

**Tiempo de preparación:** 5 min
**Tiempo de cocción:** 5 min

**Información nutricional:** Calorías: 40 | Carbo: 0 g | Grasa: 1 g | Proteínas: 8 g

### Ingredientes:
☐ 1 taza de caldo de huesos de pollo o ternera (comprado o hecho en casa)
☐ 1 huevo escalfado
☐ hierbas frescas picadas para adornar (perejil, cebollino, etc.)
☐ sal y pimienta a gusto

### Instrucciones:
1. Calentar el caldo de huesos en una cacerola a fuego medio hasta que esté caliente pero no hirviendo.
2. Mientras se calienta el caldo, escalfar un huevo rompiéndolo suavemente en agua hirviendo a fuego lento y dejándolo cocer hasta que la clara esté cuajada pero la yema aún esté líquida. Este proceso durará unos 3-4 minutos.
3. Sacar con cuidado el huevo escalfado del agua con una espumadera y escurrir el exceso de agua.
4. Verter el caldo de huesos caliente en un bol de servir.
5. Colocar con cuidado el huevo escalfado en el centro del caldo.
6. Sazonar el caldo con sal y pimienta a gusto y aderezarlo con hierbas frescas picadas para darle más sabor y frescura.
7. Servir el nutritivo caldo de huesos de desayuno mientras esté caliente, ¡y a disfrutar de su rico sabor y de un comienzo del día repleto de proteínas!

93

## *Tazón de quínoa para el desayuno (Nivel Intermedio)*

**Tiempo:** 20 min          **Tiempo de preparación:** 5 min
**Porción:** 1 tazón          **Tiempo de cocción:** 15 min (para preparar la quínoa.)

**Información nutricional:**     Calorías: 380     Carbo: 45 g     Grasa: 18 g     Proteínas: 12 g

**Ingredientes:**

- 1/2 taza de quínoa cocida
- 1/2 plátano en rodajas
- 1/4 taza de leche de almendras sin azúcar
- 1 cucharada de mantequilla de almendras
- 1 cucharada de semillas de chía
- 1 cucharada de coco rallado sin azúcar
- 1 cucharada de nueces picadas

**Instrucciones:**

1. En una cacerola, calienta la quínoa cocida con la leche de almendras a fuego lento.
2. Remueve hasta que la quínoa esté bien caliente y haya absorbido la leche de almendras.
3. Pasa la quínoa a un tazón y cúbrela con rodajas de plátano, mantequilla de almendras, semillas de chía, coco rallado y nueces picadas.

## *Huevos escalfados y tortilla integral con vegetales (Fácil)*

**Tiempo:** 20 min          **Tiempo de preparación:** 10 min
**Porción:** 1 porción          **Tiempo de cocción:** 10 min

**Información nutricional:**     Calorías: 320     Carbo: 30 g     Grasa: 12 g     Proteínas: 22 g

**Ingredientes:**

- 2 huevos
- 1/2 taza de tomates cherry partidos por la mitad
- 1 taza de ramitos de brócoli
- 1 tortilla de harina integral
- 1 cucharadita de aceite de oliva
- sal y pimienta a gusto

**Instrucciones:**

1. Escalfar los huevos en agua hirviendo a fuego lento durante unos 3-4 minutos hasta que las claras estén cocidas pero las yemas aún estén líquidas.
2. Cocer al vapor o hervir el brócoli hasta que estén tiernos.
3. En una sartén, calentar aceite de oliva y saltear los tomates cherry hasta que se ablanden.
4. Tostar la tortilla integral.
5. Colocar los huevos escalfados sobre la tortilla y disponer alrededor el brócoli al vapor y los tomates salteados.
6. Salpimentar los huevos y las verduras a gusto y servir en el plato.

## *Tofu a la pimienta para el desayuno (Fácil)*

**Tiempo:** 15 min           **Tiempo de preparación:** 5 min
**Porción:** 1 porción          **Tiempo de cocción:** 10 min

**Información nutricional:**    Calorías: 350    Carbo: 30 g    Grasa: 15 g    Proteínas: 20 g

**Ingredientes:**

- 1/2 taza de tofu cortado en dados
- 1/2 pimiento rojo, cortado en rodajas finas
- 1/2 pimiento amarillo, cortado en rodajas finas
- 1/2 taza de garbanzos cocidos (enlatados o cocidos de secos)
- 2 cucharadas de aceite de oliva
- 1/2 cucharadita de comino molido
- 1/4 cucharadita de pimentón ahumado
- sal y pimienta a gusto
- perejil fresco picado para adornar

**Instrucciones:**

1. Calienta el aceite de oliva en una sartén hasta que esté caliente pero sin humear.
2. Añade el tofu cortado en dados a la sartén y saltéalo hasta que esté dorado y ligeramente crujiente.
3. Añade a la sartén los pimientos rojo y amarillo cortados en rodajas. Saltea los ingredientes durante otros 2-3 minutos hasta que se ablanden ligeramente.
4. Espolvorea comino molido y pimentón ahumado sobre el tofu y los pimientos. Sazónalos con sal y pimienta a gusto. Remueve los ingredientes para cubrirlos uniformemente con las especias.
5. Añade los garbanzos cocidos a la sartén y saltea los ingredientes durante 2 minutos más hasta que estén bien calientes.
6. Retira la sartén del fuego, y transfiere la mezcla cocida a un plato de servir.
7. Una vez colocados los ingredientes en el plato, adórnalo con perejil fresco picado para darle más sabor y color.
8. Sirve tu delicioso desayuno de pimientos y garbanzos con tofu mientras aún están calientes, ¡y disfruta de una comida matutina abundante y llena de proteínas!

## *Desayuno al horno con aguacate y frijoles (Intermedio)*

**Tiempo:** 30 min          **Tiempo de preparación:** 10 min
**Porción:** 2 porciones          **Tiempo de cocción:** 20 min

**Información nutricional:**     Calorías: 380     Carbo: 40 g     Grasa: 15 g     Proteínas: 18 g

**Ingredientes:**

☐ 1 lata (15 oz) de frijoles negros, escurridos y enjuagados
☐ 1 aguacate en rodajas
☐ 4 huevos grandes
☐ 1/2 taza de queso cheddar rallado
☐ 1/2 cucharadita de comino molido
☐ 1/4 cucharadita de chile en polvo
☐ sal y pimienta a gusto
☐ Cilantro fresco picado para decorar

**Instrucciones:**

1. Precalienta el horno a 375 °F (190 °C) y aplica aceite en aerosol a una fuente para horno.
2. Esparce los frijoles negros uniformemente en la fuente para hornear.
3. Crea pequeños huecos entre los frijoles para los huevos y, a continuación, rompe con cuidado un huevo en cada hueco.
4. Coloca las rodajas de aguacate alrededor de los huevos.
5. Espolvorea queso rallado sobre los frijoles y los huevos.
6. En un bol pequeño, mezcla el comino molido, el chile en polvo, la sal y la pimienta. Espolvorea la mezcla de especias sobre los huevos.
7. Hornea el plato en el horno precalentado durante unos 18-20 minutos o hasta que las claras estén cuajadas y las yemas al gusto deseado.
8. Retira la fuente del horno y déjala enfriar ligeramente.
9. Decora con cilantro fresco picado para darle más sabor.
10. Sirve el delicioso desayuno al horno de frijoles negros y aguacate mientras esté caliente, ¡y saborea una comida matutina rica en proteínas que te dejará satisfecha!

Las recetas anteriores fueron perfeccionadas con buen gusto por las cocinas de Amanda (2013), Cassie Best (s.f.), Monique (2017), Ginger Hultin (2021), Sophie Godwin (2018a; 2016), Sara Buenfeld (2015), Jamie Oliver (s.f.-d), Jeanine Donofrio (s.f.-b), Justine Pattison (2015) y Buenfeld (s.f.-a; 2018b).

# Recetas de ensaladas

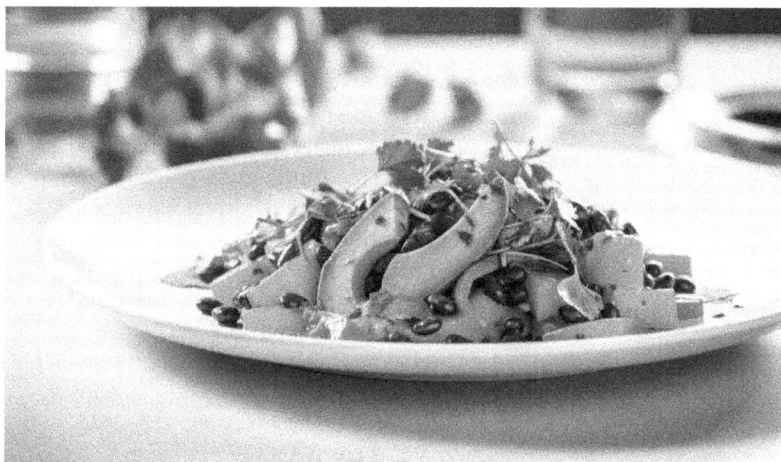

## *Ensalada de mango con aguacate y frijoles negros (fácil)*

**Tiempo:** 15 min        **Tiempo de preparación:** 15 min
**Porción:** 1 ensalada

| Información nutricional: | Calorías: 320 | Carbo: 40 g | Grasa: 15 g | Proteínas: 10 g |
|---|---|---|---|---|

### Ingredientes:

☐ 1 taza de mango cortado en dados

☐ 1/2 aguacate cortado en dados

☐ 1/4 taza de frijoles negros, escurridos y enjuagados

☐ 1/4 taza de pimiento rojo cortado en dados

☐ 2 cucharadas de cilantro fresco picado

☐ 2 cucharadas de cebolla morada picada

☐ 2 cucharadas de jugo de lima

☐ 1 cucharada de aceite de oliva

☐ sal y pimienta a gusto

### Instrucciones:

1. En un bol, combina el mango cortado en dados, el aguacate cortado en dados, los frijoles negros, el pimiento rojo cortado en dados, el cilantro fresco picado y la cebolla morada picada.

2. En un bol pequeño aparte, bate el jugo de lima, el aceite de oliva, la sal y la pimienta para crear el aderezo.

3. Vierte el aliño sobre la ensalada y mézclalo suavemente hasta que la ensalada quede cubierta uniformemente.

4. Sirve la ensalada de mango mientras esté fresca y ¡a disfrutar!

## *Ensalada de remolacha y halloumi con granada y eneldo (fácil)*

**Tiempo:** 15 min

**Tiempo de preparación:** 15 min

**Porción:** 1 ensalada

| **Información nutricional:** | Calorías: 300 | Carbo: 25 g | Grasa: 18 g | Proteínas: 12 g |
|---|---|---|---|---|

### Ingredientes:

- ☐ 1 taza de remolacha cocida cortada en dados
- ☐ 1/2 taza de queso halloumi en rodajas
- ☐ 1/4 taza de granos de granada
- ☐ 2 cucharadas de eneldo fresco picado
- ☐ 1 cucharada de aceite de oliva
- ☐ 1 cucharada de vinagre balsámico
- ☐ sal y pimienta a gusto

### Instrucciones:

1. En un bol, mezclar la remolacha cocida, el queso halloumi en rodajas, los granos de granada y el eneldo fresco picado.
2. En otro bol pequeño, batir el aceite de oliva, el vinagre balsámico, la sal y la pimienta para crear el aderezo.
3. Rociar el aderezo sobre la ensalada y, con las manos o unas pinzas, remover suavemente hasta que las hojas queden uniformemente cubiertas.
4. Servir la ensalada de remolacha mientras esté fresca y ¡a disfrutar!

## *Ensalada crujiente de trigo bulgur (fácil)*

**Tiempo:** 25 min

**Tiempo de preparación:** 15 min

**Porción:** 1 ensalada

**Tiempo de cocción:** 10 min

| **Información nutricional:** | Calorías: 280 | Carbo: 40 g | Grasa: 8 g | Proteínas: 10 g |
|---|---|---|---|---|

### Ingredientes:

- ☐ 1/2 taza de bulgur cocido
- ☐ 1/4 taza de pepino cortado en dados
- ☐ 1/4 taza de pimiento rojo cortado en dados
- ☐ 1/4 taza de pimiento amarillo cortado en dados
- ☐ 1/4 taza de cebolla morada cortada en dados
- ☐ 2 cucharadas de perejil fresco picado
- ☐ 2 cucharadas de menta fresca picada
- ☐ 2 cucharadas de queso feta desmenuzado
- ☐ 2 cucharadas de nueces picadas
- ☐ 2 cucharadas de jugo de limón
- ☐ 1 cucharada de aceite de oliva
- ☐ sal y pimienta a gusto

### Instrucciones:

1. En un bol, mezcla el bulgur cocido, el pepino cortado en dados, el pimiento rojo cortado en dados, el pimiento amarillo cortado en dados, la cebolla morada cortada en dados, el perejil fresco picado, la menta fresca picada, el queso feta desmenuzado y las nueces picadas.
2. Mezcla el jugo de limón, el aceite de oliva, la sal y la pimienta en un bol aparte y bátelo todo para hacer el aderezo.

98

3. Añade el aderezo a la ensalada y remuévala con cuidado.
4. Sirve la ensalada de bulgur mientras esté fresca y ¡disfrútala!

## *Ensalada de cuscús (fácil)*

**Tiempo:** 25 min
**Porción:** 1 ensalada

**Tiempo de preparación:** 15 min
**Tiempo de cocción:** 10 min

**Información nutricional:** Calorías: 300   Carbo: 35 g   Grasa: 12 g   Proteínas: 10 g

**Ingredientes:**
- 1/2 taza de cuscús cocido
- 1/4 taza de pepino cortado en dados
- 1/4 taza de pimiento rojo cortado en dados
- 1/4 taza de pimiento amarillo cortado en dados
- 2 cucharadas de perejil fresco picado
- 2 cucharadas de queso feta desmenuzado
- 2 cucharadas de almendras picadas
- 2 cucharadas de jugo de limón
- 1 cucharada de aceite de oliva
- sal y pimienta a gusto

**Instrucciones:**
1. En un bol, mezcla el cuscús cocido, el pepino cortado en dados, el pimiento rojo cortado en dados, el pimiento amarillo cortado en dados, el perejil fresco picado, el queso feta desmenuzado y las almendras picadas.
2. Para el aderezo, en un bol aparte, añade aceite de oliva, jugo de limón, sal y pimienta y mezcla los ingredientes.
3. Cubre tu ensalada con un poco de tu aderezo y luego revuélvela suavemente.
4. Sirve la ensalada de cuscús mientras esté fresca y ¡disfrútala!

## *Ensalada marroquí de berenjenas y garbanzos (fácil)*

**Tiempo:** 30 min
**Porción:** 1 ensalada

**Tiempo de preparación:** 20 min
**Tiempo de cocción:** 10 min

**Información nutricional:** Calorías: 280   Carbo: 35 g   Grasa: 12 g   Proteínas: 10 g

**Ingredientes:**
- 1 berenjena pequeña, cortada en dados
- 1 cucharada de aceite de oliva

**Instrucciones:**
1. Precalienta el horno a 200 °C (400 °F).
2. Mezcla los cubos de berenjena con aceite de oliva y la mezcla de especias marroquí. Extiende la

- ☐ 1 cucharadita de mezcla de especias marroquíes (comino, cilantro, pimentón, canela)
- ☐ 1/2 taza de garbanzos cocidos, escurridos y enjuagados
- ☐ 1/4 taza de cebolla morada picada
- ☐ 2 cucharadas de jugo de limón
- ☐ 2 cucharadas de queso feta desmenuzado
- ☐ 2 cucharadas de perejil fresco picado
- ☐ Sal y pimienta al gusto

berenjena sazonada en una bandeja para hornear y cocínala durante unos 10 minutos o hasta que esté tierna.

3. En un bol, mezcla los garbanzos cocidos, la cebolla morada en dados, el perejil fresco picado y el queso feta desmenuzado.
4. Añade la berenjena asada a la mezcla del bol.
5. En otro bol pequeño, crea tu aderezo usando jugo de limón, sal y pimienta.
6. Mezcla la ensalada con el aderezo hasta que las hojas estén uniformemente cubiertas.
7. Sirve la ensalada mientras esté fresca y ¡a disfrutar!

## Ensalada vegana de calabaza especiada con aderezo de tahini (fácil)

**Tiempo:** 40 min
**Porción:** 1 ensalada
**Tiempo de preparación:** 20 min
**Tiempo de cocción:** 20 min

| Información nutricional: | Calorías: 280 | Carbo: 30 g | Grasa: 16 g | Proteínas: 8 g |
|---|---|---|---|---|

### Ingredientes:
- ☐ 1 taza de dados de calabaza butternut
- ☐ 1 cucharadita de aceite de oliva
- ☐ 1/2 cucharadita de pimentón ahumado
- ☐ 1/4 cucharadita de comino molido
- ☐ sal y pimienta a gusto
- ☐ 2 tazas de ensalada verde mixta
- ☐ 1/4 taza de quínoa cocida
- ☐ 2 cucharadas de perejil fresco picado

### Instrucciones:
1. Precalentar el horno a 200 °C (400 °F).
2. En un bol, mezclar los dados de calabaza butternut con aceite de oliva, pimentón ahumado, comino molido, sal y pimienta. Extender la calabaza sazonada en una bandeja para hornear, y asar la calabaza durante unos 20 minutos o hasta que esté tierna.
3. En un bol, combinar las verduras mixtas para ensalada, la quínoa cocida, el perejil fresco picado, los granos de granada y las nueces picadas.

☐ 2 cucharadas de granos de granada

☐ 2 cucharadas de nueces picadas

☐ 2 cucharadas de aderezo de tahini

4. Añadir la calabaza asada con especias a la ensalada.
5. Rociar el aderezo de tahini sobre la ensalada y utilizar las manos o un par de pinzas para mezclar suavemente hasta que las hojas estén uniformemente cubiertas.
6. Servir la ensalada de calabaza fresca y ¡a disfrutar!

## *Panzanella clásica de aguacate (Fácil)*

**Tiempo:** 20 min     **Tiempo de preparación:** 15 min
**Porción:** 1 ensalada

| Información nutricional: | Calorías: 320 | Carbo: 30 g | Grasa: 20 g | Proteínas: 8 g |
|---|---|---|---|---|

**Ingredientes:**

☐ 1 taza de pan integral cortado en dados

☐ 1 aguacate cortado en dados

☐ 1/2 taza de tomates cherry partidos por la mitad

☐ 1/4 taza de cebolla morada cortada en rodajas

☐ 2 cucharadas de albahaca fresca picada

☐ 2 cucharadas de queso de cabra desmenuzado

☐ 2 cucharadas de aderezo de vinagreta balsámica

☐ sal y pimienta a gusto

**Instrucciones:**

1. En un bol, mezcla el pan integral cortado en cubos, el aguacate cortado en dados, los tomates cherry, la cebolla morada en rodajas, la albahaca fresca picada y el queso de cabra desmenuzado.
2. Rocía ligeramente la ensalada con el aderezo de vinagreta balsámica.
3. Remueve suavemente la mezcla para integrarla bien, permitiendo que el pan absorba el aderezo.
4. Sirve la panzanella mientras esté fresca y ¡a disfrutar!

## Ensalada mediterránea de quínoa y granada (fácil)

**Tiempo:** 25 min      **Tiempo de preparación:** 15 min
**Porción:** 1 ensalada      **Tiempo de cocción:** 10 min

**Información nutricional:**    Calorías: 320    Carbo: 40 g    Grasa: 12 g    Proteínas: 12 g

### Ingredientes:

☐ 1/2 taza de quínoa cocida
☐ 1/4 taza de queso feta desmenuzado
☐ 1/4 taza de granos de granada
☐ 2 cucharadas de menta fresca picada
☐ 2 cucharadas de perejil fresco picado
☐ 2 cucharadas de eneldo fresco picado
☐ 1 cucharada de jugo de limón
☐ 1 cucharada de aceite de oliva
☐ sal y pimienta a gusto

### Instrucciones:

1. En un bol, mezcla la quínoa cocida, el queso feta desmenuzado, los granos de granada, la menta fresca picada, el perejil fresco picado y el eneldo fresco picado.
2. En un bol pequeño, bate el aderezo mezclando el aceite de oliva, el jugo de limón, la sal y la pimienta hasta que quede todo integrado.
3. Rocía el aderezo sobre la ensalada y remueve suavemente para cubrir todas las hojas con la deliciosa vinagreta.
4. Sirve la ensalada de quínoa mientras esté fresca y ¡disfrútala!

## Niçoise de salmón fresco (Intermedio)

**Tiempo:** 25 min      **Tiempo de preparación:** 15 min
**Porción:** 1 ensalada      **Tiempo de cocción:** 10 min

**Información nutricional:**    Calorías: 350    Carbo: 20 g    Grasa: 22 g    Proteínas: 25 g

### Ingredientes:

☐ 1 filete de salmón (4 oz)
☐ 2 tazas de ensalada verde mixta
☐ 1/4 taza de alubias verdes cocidas
☐ 2 cucharadas de aceitunas Kalamata sin hueso
☐ 2 cucharadas de tomates cherry cortados por la mitad
☐ 2 cucharadas de cebolla morada picada
☐ 2 huevos duros, cortados en cuartos
☐ 2 cucharadas de vinagre balsámico
☐ sal y pimienta a gusto

### Instrucciones:

1. En primer lugar, empieza salpimentando el filete de salmón. En una sartén a fuego medio-alto, cocina el filete de salmón durante unos 4-5 minutos por cada lado o hasta que esté cocido.
2. En un bol, mezcla las verduras mixtas para ensalada, las alubias verdes cocidas, las aceitunas Kalamata, los tomates cherry, la cebolla morada cortada en dados y los cuartos de huevo duro.

3. Coloca el filete de salmón cocido encima de la ensalada.
4. Rocía la ensalada con un chorrito de vinagre balsámico.
5. Sirve la niçoise mientras esté fresca y ¡a disfrutar!

## *Ensalada de cítricos con salmón salvaje (Intermedio)*

**Tiempo:** 30 min  **Tiempo de preparación:** 20 min
**Porción:** 1 ensalada  **Tiempo de cocción:** 10 min

**Información nutricional:**   Calorías: 350   Carbo: 20 g   Grasa: 22 g   Proteínas: 25 g

### Ingredientes:
- 1 (4 oz) filete de salmón salvaje
- 1 taza de rábanos en rodajas
- 1/2 taza de zanahorias en juliana
- 1/2 taza de pepino en rodajas
- 1/4 taza de gajos de naranja
- 2 cucharadas de cilantro fresco picado
- 2 cucharadas de menta fresca picada
- 1 cucharada de aceite de oliva
- 2 cucharadas de jugo de naranja
- sal y pimienta a gusto

### Instrucciones:
1. Comienza salpimentando el filete de salmón a tu gusto. En una sartén a fuego medio-alto, cocina el filete de salmón durante unos 4-5 minutos por cada lado o hasta que esté cocido.
2. En un bol, mezcla los rábanos en rodajas, las zanahorias en juliana, el pepino en rodajas, los gajos de naranja, el cilantro fresco picado y la menta fresca picada.
3. En un bol pequeño, bate el jugo de naranja, el aceite de oliva, la sal y la pimienta para crear el aderezo.
4. Rocía el aderezo sobre la ensalada y remueve suavemente para integrarlo todo.
5. Coloca el filete de salmón cocido encima de la ensalada.
6. Sirve la ensalada mientras esté fresca y ¡disfrútala!

## *Ensalada asiática de pollo con sésamo (Intermedio)*

**Tiempo:** 30 min      **Tiempo de preparación:** 20 min
**Porción:** 1 ensalada      **Tiempo de cocción:** 10 min

**Información nutricional:**    Calorías: 350    Carbo: 25 g    Grasa: 18 g    Proteínas: 25 g

### Ingredientes:

- ☐ 1 pechuga de pollo deshuesada y sin piel
- ☐ 2 tazas de ensalada verde mixta
- ☐ 1/2 taza de pepino en rodajas
- ☐ 1/4 taza de zanahorias ralladas
- ☐ 2 cucharadas de cebollas de verdeo cortadas en rodajas
- ☐ 2 cucharadas de cilantro picado
- ☐ 1 cucharada de semillas de sésamo tostadas
- ☐ 2 cucharadas de aderezo de sésamo y jengibre
- ☐ sal y pimienta a gusto

### Instrucciones:

1. Sazona la pechuga de pollo a gusto con sal y pimienta. En una sartén a fuego medio, cocina la pechuga de pollo durante unos 5-6 minutos por cada lado o hasta que esté bien cocida. Corta el pollo cocido en cubos o tiras.
2. En un bol, mezcla las hojas verdes de ensalada mixta, el pepino en rodajas, las zanahorias ralladas, las cebollas de verdeo en rodajas y el cilantro picado.
3. Coloca el pollo cortado encima de la ensalada.
4. Rocía la ensalada con el aderezo de sésamo y jengibre.
5. Espolvorea semillas de sésamo tostadas sobre la ensalada.
6. Sirve la ensalada de pollo mientras esté fresca y ¡a disfrutar!

## *Ensalada templada de invierno de legumbres con pollo (Intermedio)*

**Tiempo:** 30 min
**Porción:** 1 ensalada

**Tiempo de preparación:** 20 min
**Tiempo de cocción:** 10 min

**Información nutricional:**   Calorías: 380   Carbo: 30 g   Grasa: 15 g   Proteínas: 30 g

### Ingredientes:
- 1 pechuga de pollo deshuesada y sin piel
- 1 taza de ensalada verde mixta
- 1/2 taza de legumbres cocidas (rojas, negras, cannellini, etc.), escurridas y enjuagadas
- 1/4 taza de dados de calabaza asada
- 2 cucharadas de queso de cabra desmenuzado
- 2 cucharadas de nueces picadas
- 2 cucharadas de aderezo de vinagreta balsámica
- sal y pimienta gusto

### Instrucciones:
1. Salpimienta la pechuga de pollo. En una sartén a fuego medio, cocinar la pechuga de pollo durante unos 5-6 minutos por cada lado o hasta que esté bien cocida. Cortar el pollo cocido en tiras o dados.
2. En un bol, mezclar la ensalada verde, las legumbres cocidas, los dados de calabaza asada, el queso de cabra desmenuzado y las nueces picadas.
3. Colocar el pollo cortado encima de la ensalada.
4. Cubrir la ensalada con el aderezo de vinagreta balsámica.
5. Servir la ensalada mientras esté fresca y ¡a disfrutar!

Las recetas anteriores fueron perfeccionadas de las cocinas del equipo de Good Food (2017), Buenfeld (2018a), Charlie Clapp (2016), The Hairy Bikers (s.f.), Mary Cadogan (2006), Esther Clark (s.f.), Buenfeld (2022), Sarah Cook (s.f.-b), Buenfeld (2023), Suzy Karadsheh (2021), Aysegul Sanford (2021) y Alisa Burt (2022).

# Recetas vegetarianas

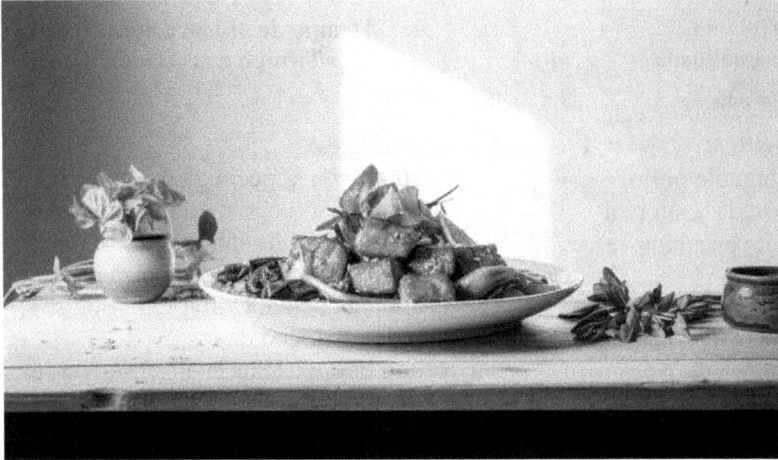

## *Tofu agridulce con baby bok choy (Intermedio)*

**Tiempo:** 30 min
**Porción:** 1 ración

**Tiempo de preparación:** 15 min
**Tiempo de cocción:** 15 min

| Información nutricional: | Calorías: 320 | Carbo: 25 g | Grasa: 18 g | Proteínas: 18 g |
|---|---|---|---|---|

### Ingredientes:

- ☐ 1/2 bloque de tofu firme, cortado en dados
- ☐ 2 baby bok choy, hojas separadas
- ☐ 2 cucharadas de salsa de soja
- ☐ 1 cucharada de salsa hoisin
- ☐ 1 cucharada de jarabe de arce
- ☐ 1 cucharadita de aceite de sésamo
- ☐ 1 diente de ajo picado
- ☐ 1 cucharadita de jengibre rallado
- ☐ 2 cucharadas de cebollas de verdeo picadas

### Instrucciones:

1. En un bol, mezcla la salsa de soja, la salsa hoisin, el jarabe de arce, el aceite de sésamo, el ajo picado y el jengibre rallado para crear la marinada.
2. Echar el tofu cortado en dados en la marinada y dejar reposar unos 10 minutos.
3. Calentar una sartén a fuego medio. Añadir el tofu marinado a la sartén y cocinarlo durante unos 3-4 minutos por cada lado hasta que esté dorado y pegajoso.
4. En la misma sartén, añadir las hojas de baby bok choy. Saltear durante 1-2 minutos hasta que se ablanden.
5. Servir el tofu dulce y pegajoso sobre arroz integral cocido. Decorarlo con

106

☐ 1 cucharada de semillas de sésamo tostadas

cebolla de verdeo picada y semillas de sésamo tostadas.

6. ¡La mejor manera de disfrutar de tu plato de tofu es comiéndolo inmediatamente!

## *Cuencos de arroz con tofu al estilo Katsu (Intermedio)*

**Tiempo:** 50 min
**Porción:** 1 porción

**Tiempo de preparación:** 30 min
**Tiempo de cocción:** 20 min

| Información nutricional: | Calorías: 380 | Carbo: 50 g | Grasa: 12 g | Proteínas: 20 g |
|---|---|---|---|---|

### Ingredientes:

☐ 1/2 taza de arroz integral cocido

☐ 1/2 pieza de tofu firme, cortado en rectángulos

☐ 1/4 taza de panko

☐ 1 huevo batido

☐ 1/4 taza de harina

☐ sal y pimienta a gusto

☐ 1 cucharada de aceite vegetal

☐ 1 taza de ramitos de brócoli al vapor

☐ cebollino cortado en rodajas, para decorar

☐ semillas de sésamo, para decorar

### Salsa Katsu:

☐ 2 cucharadas de ketchup

☐ 1 cucharada de salsa de soja

☐ 1 cucharada de salsa Worcestershire

☐ 1 cucharadita de miel

### Instrucciones:

1. Prepara la salsa katsu mezclando el ketchup, la salsa de soja, la salsa Worcestershire y la miel en un bol, y reserva el bol.

2. Sazona el tofu cortado con sal y pimienta.

3. Reboza las lonchas de tofu en harina. Pasa el tofu por el huevo batido y rebózalo con panko.

4. Pon aceite vegetal a fuego medio en una sartén. Añade las lonchas de tofu rebozadas y cocínalas hasta que estén doradas y crujientes por ambos lados.

5. Coloca el arroz integral cocido y los ramitos de brócoli al vapor en un bol.

6. Coloca las lonchas de tofu estilo katsu encima del arroz.

7. Rocía la salsa katsu sobre el tofu y el arroz.

8. Decora el plato de arroz con cebollino en rodajas y semillas de sésamo.

9. ¡El plato de arroz con tofu al estilo katsu se disfruta mejor comiéndolo de inmediato!

## Popurrí salado de hongos y garbanzos (fácil)

**Tiempo:** 30 min
**Porción:** 1 porción

**Tiempo de preparación:** 15 min
**Tiempo de cocción:** 15 min

| Información nutricional: | Calorías: 280 | Carbo: 30 g | Grasa: 12 g | Proteínas: 10 g |
| --- | --- | --- | --- | --- |

### Ingredientes:
- ☐ 1 taza de hongos mixtos salteados (cremini, shiitake, portobello, etc.)
- ☐ 1/2 taza de garbanzos cocidos
- ☐ 1/4 taza de cebolla morada picada
- ☐ 2 cucharadas de perejil fresco picado
- ☐ 2 cucharadas de queso feta desmenuzado
- ☐ 2 cucharadas de aderezo de vinagreta de limón
- ☐ sal y pimienta a gusto

### Instrucciones:
1. En un bol, mezcla los champiñones mixtos salteados, los garbanzos cocidos, la cebolla morada cortada en dados, el perejil fresco picado y el queso feta desmenuzado.
2. Rocía el aderezo de vinagreta de limón sobre la mezcla de champiñones y garbanzos.
3. Mezcla suavemente los ingredientes para combinar los sabores y texturas.
4. Sazona la mezcla con sal y pimienta a gusto y ¡a disfrutar!

## Champiñones Portobello rellenos de Caprese (Intermedio)

**Tiempo:** 35 min
**Porción:** 2 champiñones

**Tiempo de preparación:** 15 min
**Tiempo de cocción:** 20 min

| Información nutricional: | Calorías: 180 | Carbo: 10 g | Grasa: 12 g | Proteínas: 9 g |
| --- | --- | --- | --- | --- |

### Ingredientes:
- ☐ 2 champiñones portobello grandes
- ☐ 1 taza de tomates cherry, cortados a la mitad
- ☐ 1/2 taza de bolas de mozzarella fresca, cortadas a la mitad
- ☐ 1/4 taza de hojas de albahaca fresca, picadas
- ☐ 2 cucharadas de vinagre balsámico
- ☐ 2 cucharadas de aceite de oliva
- ☐ sal y pimienta a gusto

### Instrucciones:
1. Precalentar el horno a 190 °C (375 °F).
2. Limpiar los champiñones portobello y quitarles los tallos.
3. En un bol, mezclar los tomates cherry, las bolas de mozzarella fresca, la albahaca fresca picada, el vinagre balsámico, el aceite de oliva, la sal y la pimienta.
4. Rellenar cada champiñón portobello con la mezcla de tomate y mozzarella.

5. Colocar con cuidado los champiñones rellenos en una bandeja de horno, dejando pequeños espacios entre ellos.
6. Hornear los champiñones en el horno precalentado durante unos 20 minutos o hasta que los champiñones estén tiernos y el queso fundido.
7. Adornar los champiñones con albahaca fresca adicional si lo deseas.
8. Servir los champiñones portobello rellenos caprese como aperitivo o como aperitivo vegetariano ligero.

## *Orecchiette con frijoles blancos y espinacas (Fácil)*

**Tiempo:** 25 min      **Tiempo de preparación:** 15 min
**Porción:** 1 porción      **Tiempo de cocción:** 10 min

**Información nutricional:**      Calorías: 320      Carbo: 55 g      Grasa: 6 g      Proteínas: 16 g

### Ingredientes:
☐ 1/2 taza de pasta orecchiette integral cocida
☐ 1/4 taza de frijoles blancos cocidos
☐ 1 taza de hojas de espinacas baby
☐ 2 cucharadas de tomates secos picados
☐ 1 cucharada de piñones tostados
☐ 1 cucharada de queso pecorino romano rallado
☐ 1 cucharada de aceite de oliva
☐ 1 diente de ajo, picado
☐ sal y pimienta a gusto

### Instrucciones:
1. En un bol, mezcla la pasta orecchiette cocida, los frijoles blancos cocidos, las hojas de espinacas baby, los tomates secos picados y los piñones tostados.
2. En una sartén pequeña, calienta el aceite de oliva a fuego medio. Añade el ajo picado a la sartén y cocínalo durante aproximadamente 1 minuto hasta que desprenda su aroma.
3. Añade el aceite de oliva infusionado con ajo a la pasta y mézclalo bien.
4. Revuelve la pasta suavemente para integrarla con el aceite de oliva.
5. Espolvorea el queso Pecorino Romano rallado sobre la pasta.
6. Sazona el plato de pasta con sal y pimienta a gusto.
7. ¡La mejor manera de disfrutar de tu plato de pasta es consumiéndolo inmediatamente!

## Sopa de calabaza y frijoles blancos (fácil)

**Tiempo:** 30 min
**Porción:** 1 porción

**Tiempo de preparación:** 10 min
**Tiempo de cocción:** 20 min

| Información nutricional: | Calorías: 250 | Carbo: 40 g | Grasa: 6 g | Proteínas: 10 g |
|---|---|---|---|---|

### Ingredientes:

☐ 1 taza de calabaza butternut cortada en cubos
☐ 1/2 taza de frijoles blancos cocidos
☐ 1/4 taza de cebolla cortada en dados
☐ 1/4 taza de apio cortado en dados
☐ 2 tazas de caldo de verduras
☐ 1/2 cucharadita de comino molido
☐ 1/4 cucharadita de canela molida
☐ sal y pimienta a gusto
☐ perejil fresco, para decorar

### Instrucciones:

1. En una olla, mezclar la calabaza butternut cortada en cubos, los frijoles blancos cocidos, la cebolla cortada en cubos, el apio cortado en cubos, el caldo de verduras, el comino molido y la canela molida.
2. Calentar la sopa a fuego alto hasta que rompa el hervor y, a continuación, reducir el fuego a bajo y dejar que cueza a fuego lento. Tapar la olla y cocinar la sopa durante unos 15-20 minutos hasta que la calabaza esté tierna.
3. Licuar la sopa con una batidora de mano hasta que quede suave y aterciopelada.
4. Sazonar la sopa con sal y pimienta a gusto.
5. Adornarla con perejil fresco antes de servir.
6. Servir la sopa caliente y ¡a disfrutar!

## *Frittata de patatas, pimientos y brócoli (Fácil)*

**Tiempo:** 35 min  
**Porción:** 1 porción

**Tiempo de preparación:** 15 min  
**Tiempo de cocción:** 20 min

| Información nutricional: | Calorías: 280 | Carbo: 30 g | Grasa: 12 g | Proteínas: 15 g |
|---|---|---|---|---|

### Ingredientes:

☐ 1/2 taza de patatas cortadas en dados  
☐ 1/4 taza de pimiento rojo cortado en dados  
☐ 1/2 taza de ramilletes de brócoli  
☐ 2 huevos  
☐ 2 claras de huevo  
☐ 2 cucharadas de queso cheddar rallado  
☐ 2 cucharadas de cebollino fresco picado  
☐ 1 cucharada de aceite de oliva  
☐ sal y pimienta a gusto

### Instrucciones:

1. Unta una sartén con aceite de oliva y caliéntala a fuego medio. Añade las patatas cortadas en dados y saltéalas hasta que estén doradas y cocidas.
2. Añade a la sartén el pimiento rojo cortado en dados y los ramilletes de brócoli. Saltea las verduras durante 2-3 minutos más hasta que estén tiernas.
3. En un bol, bate los huevos, las claras, el cebollino fresco picado y una pizca de sal y pimienta.
4. Vierte la mezcla de huevo sobre las verduras salteadas en la sartén.
5. Espolvorea el queso cheddar rallado sobre los huevos.
6. Cocina la frittata a fuego medio durante unos minutos o hasta que los bordes estén firmes y empiecen a dorarse.
7. Transfiere la sartén al horno. Cocina los huevos durante 2-3 minutos hasta que la parte superior esté dorada y estén completamente cocidos.
8. Sirve la frittata de patata, pimiento y brócoli cortada en porciones.
9. ¡La frittata se disfruta mejor consumiéndola en el momento!

## *Risotto de quínoa con pesto de rúcula y menta (Intermedio)*

**Tiempo:** 40 min                    **Tiempo de preparación:** 15 min
**Porción:** 1 porción                 **Tiempo de cocción:** 25 min

**Información nutricional:**     Calorías: 350     Carbo: 45 g     Grasa: 12 g     Proteínas: 15 g

### Ingredientes:

- 1/2 taza de quínoa cocida
- 1 taza de caldo de verduras
- 1/4 taza de cebolla cortada en dados
- 1/4 taza de pimiento morrón cortado en cubitos
- 1/4 taza de calabacín cortado en dados
- 2 cucharadas de queso parmesano rallado
- 2 cucharadas de albahaca fresca picada
- 2 cucharadas de menta fresca picada
- 1 cucharada de nueces picadas
- 1 cucharada de aceite de oliva
- 1 taza de rúcula
- Sal y pimienta al gusto

### Instrucciones:

1. En una olla, calienta el caldo de verduras a fuego lento para que se mantenga hirviendo.
2. En una sartén, saltea en aceite de oliva la cebolla cortada en dados, el pimiento cortado en dados y el calabacín cortado en dados hasta que estén tiernos.
3. Añade la quínoa cocida a la sartén y remueve.
4. Añade poco a poco el caldo de verduras hirviendo a fuego lento, 1/4 de taza cada vez, y remueve hasta que se absorba. Repite hasta que la quínoa esté cremosa y cocida.
5. Incorpora el queso parmesano rallado, la albahaca fresca picada y la menta fresca picada.
6. En un procesador de alimentos, mezcla las nueces picadas, la rúcula y un chorrito de aceite de oliva. Tritura la mezcla para crear el pesto.
7. Sirve el risotto de quínoa cubierto con una cucharada de pesto de rúcula y menta.
8. Salpimienta el plato a tu gusto.
9. Sirve el risotto enseguida y ¡a disfrutar!

## *Tortilla de caponata vegana (Intermedio)*

**Tiempo:** 1 hora  **Tiempo de preparación:** 20 min
**Porción:** 1 porción  **Tiempo de cocción:** 40 min

**Información nutricional:**  Calorías: 320  Carbo: 45 g  Grasa: 14 g  Proteínas: 8 g

### Ingredientes:

- ☐ 1 tortilla integral
- ☐ 1/2 taza de berenjena cortada en dados
- ☐ 1/4 taza de pimiento rojo cortado en dados
- ☐ 1/4 taza de pimiento amarillo cortado en dados
- ☐ 1/4 taza de cebolla morada cortada en dados
- ☐ 2 cucharadas de aceitunas verdes picadas
- ☐ 2 cucharadas de pasta de tomate
- ☐ 1 cucharada de aceto balsámico
- ☐ 1 cucharadita de alcaparras
- ☐ 1/2 cucharadita de orégano seco
- ☐ 1/4 taza de queso mozzarella vegano
- ☐ Hojas de albahaca fresca, para decorar

### Instrucciones:

1. Precalentar el horno según las instrucciones del paquete de la tortilla.
2. Colocar la tortilla integral en una bandeja para hornear.
3. En una sartén, saltear la berenjena en dados, el pimiento rojo en dados, el pimiento amarillo en dados y la cebolla morada en dados hasta que se ablanden.
4. Añadir a la sartén las aceitunas verdes picadas, la pasta de tomate, el vinagre balsámico, las alcaparras y el orégano seco. Remover los ingredientes para integrarlos.
5. Extender la mezcla de caponata de berenjena sobre la tortilla.
6. Espolvorear el queso mozzarella vegano uniformemente sobre la mezcla.
7. Hornear la tortilla en el horno precalentado hasta que el queso esté derretido y burbujeante.
8. Decorar la tortilla con hojas de albahaca fresca antes de servir.
9. Cortar la tortilla de caponata vegana en porciones.
10. ¡Este plato se disfruta mejor consumiéndolo de inmediato!

113

## *Pizza Rossa con masa integral (Intermedio)*

**Tiempo:** 45 min      **Tiempo de preparación:** 20 min
**Porción:** 1 porción      **Tiempo de cocción:** 25 min

| Información nutricional: | Calorías: 350 | Carbo: 45 g | Grasa: 12 g | Proteínas: 15 g |
|---|---|---|---|---|

### Ingredientes:

- ☐ 1 masa de pizza integral
- ☐ 1/2 taza de salsa de tomate
- ☐ 1/4 taza de queso mozzarella rallado
- ☐ 1/4 de taza de tomates cherry en rodajas
- ☐ 1/4 de taza de aceitunas negras en rodajas
- ☐ 1/4 de taza de cebolla morada cortada en dados
- ☐ 1/4 cucharadita de orégano seco
- ☐ hojas de albahaca fresca, para decorar

### Instrucciones:

1. Utiliza las instrucciones del paquete de masa de pizza para precalentar tu horno.
2. Extiende la salsa de tomate sobre la masa de pizza integral.
3. Distribuye el queso mozzarella rallado uniformemente sobre la salsa.
4. Dispón los tomates cherry en rodajas, las aceitunas negras en rodajas y la cebolla morada en dados sobre el queso.
5. Espolvorea orégano seco sobre los toppings.
6. Hornea la pizza en el horno precalentado hasta que el queso esté fundido y burbujeante.
7. Decórala con hojas de albahaca fresca antes de servir.
8. Corta la pizza rossa de masa integral en porciones.
9. ¡La pizza se disfruta mejor si la comes en el momento!

## *Estofado de tofu con kimchi (Intermedio)*

**Tiempo:** 1 hour           **Tiempo de preparación:** 20 min
**Porción:** 1 porción          **Tiempo de cocción:** 40 min

| Información nutricional: | Calorías: 350 | Carbo: 25 g | Grasa: 18 g | Proteínas: 20 g |
| --- | --- | --- | --- | --- |

### Ingredientes:

- 1/2 taza de tofu cortado en dados
- 1/4 taza de kimchi en rodajas
- 1/4 de taza de champiñones laminados
- 1/4 taza de cebolla en rodajas
- 1/4 taza de calabacín en rodajas
- 2 tazas de caldo de verduras
- 1 cucharada de salsa de soja
- 1 cucharadita de aceite de sésamo
- 1 cucharadita de ajo picado
- 1 cucharadita de jengibre rallado
- 1/2 cucharadita de gochugaru (copos de pimiento rojo coreano)
- 1 cucharada de cebollas de verdeo picadas

### Instrucciones:

1. En una olla, mezcla el tofu cortado en cubos, el kimchi en rodajas, los champiñones en rodajas, la cebolla en rodajas y el calabacín en rodajas.
2. Añade a la olla el caldo vegetal, la salsa de soja, el aceite de sésamo, el ajo picado, el jengibre rallado y el gochugaru.
3. Lleva la mezcla a ebullición y, a continuación, reduce el fuego y déjala cocer a fuego lento. Tapa la olla y cocina la mezcla durante unos 20-25 minutos.
4. Sirve el estofado de tofu con kimchi sobre arroz integral cocido.
5. Decóralo con cebolla de verdeo picada.
6. ¡El estofado de tofu se disfruta mejor si se come de inmediato!

115

## *Chili vegano (fácil)*

**Tiempo:** 30 min          **Tiempo de preparación:** 10 min
**Porción:** 1 porción         **Tiempo de cocción:** 20 min

| Información nutricional: | Calorías: 300 | Carbo: 45 g | Grasa: 8 g | Proteínas: 15 g |
| --- | --- | --- | --- | --- |

### Ingredientes:

☐ 1/2 taza de frijoles rojos en lata, escurridos y enjuagados
☐ 1/4 taza de pimiento rojo cortado en dados
☐ 1/4 taza de pimiento verde cortado en dados
☐ 1/4 taza de cebolla cortada en dados
☐ 1/2 taza de tomates enlatados cortados en dados
☐ 1/2 taza de caldo de verduras
☐ 1 cucharada de chile en polvo
☐ 1/2 cucharadita de comino molido
☐ sal y pimienta a gusto
☐ cilantro fresco picado, para decorar

### Instrucciones:

1. En una sartén, saltea la cebolla cortada en dados, el pimiento rojo cortado en dados y el pimiento verde cortado en dados hasta que se ablanden.
2. Añade a la sartén los tomates en dados, el caldo de verduras, el chile en polvo, el comino molido y una pizca de sal y pimienta. Cocina a fuego lento durante 10 minutos.
3. Añade los frijoles rojos enlatados a la mezcla de la sartén. Cocínala durante 5 minutos más.
4. Sazona el plato con más sal y pimienta si es necesario.
5. ¡Decora el chili vegano con cilantro picado para darle más frescura!

Las recetas anteriores fueron tomadas y perfeccionadas de las cocinas de The Good Housekeeping Kitchen (2017), Oliver (s.f.-a), "Australian Mushrooms" (2021), Aldo Zilli (s.f.), Kate Merker (2020), The Good Housekeeping Kitchen (2018), Oliver (s.f.-b), The Good Housekeeping Kitchen (2016; 2019), Oliver (s.f.-f), Pups with Chopsticks (s.f.) y Oliver (s.f.-e).

# Recetas de pescados y mariscos

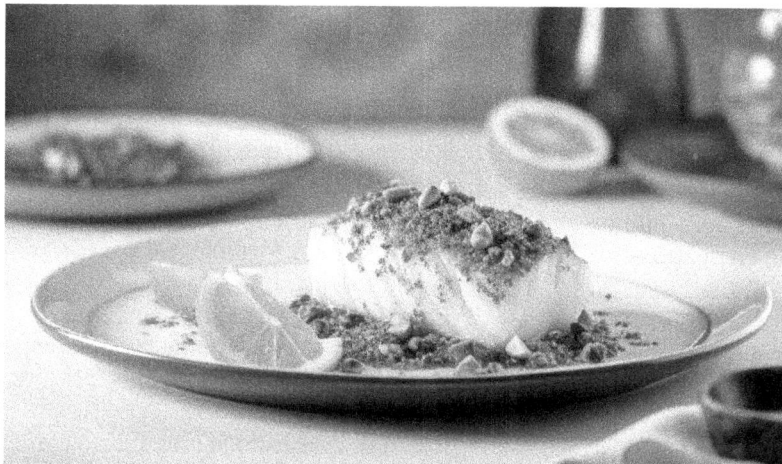

## *Merluza en costra de pistacho (Intermedio)*

**Tiempo:** 30 min

**Porción:** 1 porción

**Tiempo de preparación:** 15 min

**Tiempo de cocción:** 15 min

**Información nutricional:**   Calorías: 350   Carbo: 10 g   Grasa: 20 g   Proteínas: 35 g

### Ingredientes:

- ☐ 1 filete de merluza (6-8 oz)
- ☐ 1/4 taza de pistachos sin cáscara, finamente picados
- ☐ 2 cucharadas de pan rallado integral
- ☐ 1 cucharada de mostaza de Dijon
- ☐ 1 cucharada de aceite de oliva
- ☐ 1 cucharadita de jugo de limón
- ☐ 1/2 cucharadita de tomillo seco
- ☐ sal y pimienta a gusto

### Instrucciones:

1. Precalentar el horno a 190 °C (375 °F).
2. En un bol, mezclar los pistachos picados, el pan rallado integral, el tomillo seco, la sal y la pimienta.
3. En otro bol, mezclar la mostaza de Dijon, el aceite de oliva y el jugo de limón.
4. Salpimentar el filete de merluza y, a continuación, untarlo con la mezcla de mostaza.
5. Presionar la mezcla de pistacho y pan rallado sobre la parte superior del filete de pescado.
6. Colocar el filete recubierto en una bandeja para hornear forrada con papel para hornear.
7. Hornear en horno precalentado durante unos 12-15 minutos o hasta que el filete se desmenuce fácilmente con un tenedor y la corteza esté dorada.

117

8. Servir el filete de merluza con costra de pistachos con la guarnición que prefieras.

## *Ahi Poke Bowl (Intermedio)*

**Tiempo:** 25 min
**Porción:** 1 porción

**Tiempo de preparación:** 15 min
**Tiempo de cocción:** 10 min (para el arroz)

**Información nutricional:** Calorías: 400    Carbo: 40 g    Grasa: 15 g    Proteínas: 28 g

### Ingredientes:
- 1 filete de atún ahi (6-8 oz), cortado en cubos
- 1 taza de arroz integral cocido
- 1/4 de taza de pepino cortado en dados
- 1/4 de taza de aguacate cortado en dados
- 1/4 de taza de mango cortado en dados
- 2 cucharadas de salsa de soja
- 1 cucharada de aceite de sésamo
- 1 cucharadita de vinagre de arroz
- 1 cucharadita de semillas de sésamo
- cebolla de verdeo picada para decorar

### Instrucciones:
1. Sigue las instrucciones del paquete para cocer el arroz integral y luego déjalo enfriar completamente.
2. En un bol, mezcla el atún ahi cortado en dados, el pepino cortado en dados, el aguacate cortado en dados y el mango cortado en dados.
3. En un bol pequeño aparte, mezcla la salsa de soja, el aceite de sésamo, el vinagre de arroz y las semillas de sésamo para hacer el aderezo.
4. Vierte el aderezo sobre la mezcla de atún ahi y remueve suavemente para cubrir el atún.
5. Para montar el poke bowl, coloca el arroz integral cocido en un bol o en un plato.
6. Cubre el arroz con la mezcla de atún ahi marinado.
7. Decora el plato con cebolla de verdeo picada y ¡a disfrutar!

## *Ceviche de mandarina (Intermedio)*

**Tiempo:** 25 min
**Porción:** 1 porción

**Tiempo de preparación:** 15 min
**Tiempo de cocción:** 10 min

**Información nutricional:**  Calorías: 180  Carbo: 25 g  Grasa: 5 g  Proteínas: 12 g

### Ingredientes:
- 1/2 taza de pescado blanco fresco ( robalo o pargo) cortado en dados
- 1 mandarina, pelada y segmentada
- 1/4 taza de cebolla morada cortada en dados
- 1/4 taza de pepino cortado en dados
- 1/4 taza de pimiento rojo cortado en dados
- 1 cucharada de cilantro fresco picado
- 1 cucharada de jugo de lima fresco
- 1 cucharada de jugo de naranja fresco
- 1 cucharadita de aceite de oliva
- 1/2 cucharadita de jalapeño fresco picado (opcional)
- sal y pimienta a gusto

### Instrucciones:
1. En un bol, mezcla el pescado cortado en dados, los gajos de mandarina, la cebolla morada cortada en dados, el pepino cortado en dados, el pimiento rojo cortado en dados y el cilantro picado.
2. En un bol aparte, mezcla el jugo de lima fresco, el jugo de naranja fresco, el aceite de oliva, el jalapeño picado (si lo usas), la sal y la pimienta.
3. Vierte el aderezo cítrico sobre la mezcla de pescado y revuelve suavemente para integrar bien el aderezo.
4. Tapa el bol y déjalo reposar en el refrigerador durante 10 minutos para que el pescado pueda marinarse en los sabores.
5. Antes de servir el plato, revuelve por última vez el ceviche y rectifica la sazón si es necesario.
6. Sirve el ceviche de mandarina con chips de tortilla, rodajas de aguacate, o solo, como un aperitivo refrescante o una comida ligera.

## Pescado con harissa y ensalada de bulgur (Intermedio)

**Tiempo:** 45 min
**Porción:** 1 porción

**Tiempo de preparación:** 15 min
**Tiempo de cocción:** 30 min

**Información nutricional:** Calorías: 380    Carbo: 45 g    Grasa: 10 g    Proteínas: 30 g

**Ingredientes:**
- ☐ 1 filete de pescado blanco (bacalao o atún)
- ☐ 2 cucharadas de pasta harissa
- ☐ 1 taza de bulgur cocido
- ☐ 1/4 taza de pepino cortado en dados
- ☐ 1/4 taza de pimiento rojo cortado en dados
- ☐ 1 cucharada de aceite de oliva
- ☐ 2 cucharadas de jugo de limón
- ☐ 2 cucharadas de perejil fresco picado
- ☐ sal y pimienta a gusto

**Instrucciones:**
1. Precalentar el horno a 375 °F (190 °C).
2. Untar la pasta de harissa uniformemente sobre el filete de pescado.
3. Hornear el pescado en el horno precalentado durante unos 15-20 minutos o hasta que esté bien cocido.
4. En un bol, mezclar el bulgur cocido, el pepino cortado en dados, el pimiento rojo cortado en dados, el perejil fresco picado, el jugo de limón, el aceite de oliva, la sal y la pimienta. Mezclar los ingredientes para integrarlos bien.
5. Sirve el pescado con harissa sobre la ensalada de bulgur.
6. Adorna el plato con perejil adicional si lo deseas.

## Vieiras a la plancha con quínoa al limón y hierbas (Intermedio)

**Tiempo:** 25 min
**Porción:** 1 porción

**Tiempo de preparación:** 10 min
**Tiempo de cocción:** 15 min

**Información nutricional:** Calorías: 320    Carbo: 30 g    Grasa: 12 g    Proteínas: 25 g

**Ingredientes:**
- ☐ 5-6 vieiras grandes, secadas con golpecitos
- ☐ 1/2 taza de quínoa, enjuagada y escurrida
- ☐ 1 taza de caldo vegetal
- ☐ 1 cucharada de aceite de oliva

**Instrucciones:**
1. Calentar el aceite de oliva en una sartén a fuego medio-alto.
2. Añadir las vieiras a la sartén, asegurándote de que haya espacio entre cada una. Saltear durante 2-3 minutos por cada lado hasta que estén doradas y tengan una corteza caramelizada. Sacar las vieiras de la sartén y reservar.

- ☐ 1 cucharada de jugo de limón
- ☐ 1 cucharadita de ajo picado
- ☐ 1 cucharadita de tomillo fresco picado
- ☐ 1 cucharadita de romero fresco picado
- ☐ 1/4 cucharadita de ralladura de limón
- ☐ sal y pimienta a gusto

3. En la misma sartén, añadir el ajo picado y saltearlo durante 1 minuto aproximadamente hasta que desprenda su aroma.
4. Añadir la quínoa y remover para que se tueste durante un minuto. Verter el caldo de verduras y llevar a ebullición. Bajar el fuego, tapar y dejar cocer a fuego lento durante 12-15 minutos hasta que la quínoa esté cocida y haya absorbido el líquido.
5. Cuando la quínoa esté cocida, retírala del fuego y añade el jugo de limón, el tomillo picado, el romero picado y la ralladura de limón. Puedes sazonar la quínoa con sal y pimienta a tu gusto.
6. Sirve las vieiras sobre un lecho de quínoa con limón y hierbas, realzando la dulzura natural de las vieiras con los sabores aromáticos del limón y las hierbas frescas.

## Salmón especiado con remolacha asada y espinacas (Intermedio)

**Tiempo:** 50 min
**Porción:** 1 porción

**Tiempo de preparación:** 15 min
**Tiempo de cocción:** 35 min

**Información nutricional:**     Calorías: 420     Carbo: 25 g     Grasa: 22 g     Proteínas: 30 g

### Ingredientes:
- ☐ 1 filete de salmón
- ☐ 1 cucharada de ralladura de limón
- ☐ 1 cucharada de jugo de limón
- ☐ 2 dientes de ajo picados
- ☐ 1 cucharadita de aceite de oliva
- ☐ 2 remolachas pequeñas, peladas y cortadas en rodajas
- ☐ 2 tazas de hojas de espinacas frescas
- ☐ sal y pimienta a gusto

### Instrucciones:
1. Precalentar el horno a 200 °C (400 °F).
2. En un bol, mezclar la ralladura de limón, el jugo de limón, el ajo picado y el aceite de oliva.
3. Colocar el filete de salmón en una bandeja de horno y verter la mezcla de limón sobre el salmón.
4. Disponer las rodajas de remolacha alrededor del salmón en la bandeja de horno.
5. Asar el salmón y las rodajas de remolacha en el horno precalentado durante unos 25-30 minutos o hasta que el salmón esté cocido y se desmenuce fácilmente al insertar un tenedor en él.

121

6. En una sartén, blanquear las hojas de espinaca a fuego medio.
7. Servir el sabroso salmón junto con las remolachas asadas y las espinacas blanqueadas.
8. Sazonar el plato de salmón con sal y pimienta a gusto.

## *Tazón de salmón y brócoli morado (fácil)*

**Tiempo:** 40 min      **Tiempo de preparación:** 15 min
**Porción:** 1 porción      **Tiempo de cocción:** 25 min

**Información nutricional:**   Calorías: 420   Carbo: 45 g   Grasa: 18 g   Proteínas: 20 g

### Ingredientes:
- 1 filete de salmón
- 1 taza de quínoa cocida
- 1/2 taza de brócoli morado
- 1/4 taza de cebolla morada picada
- 1/4 taza de tomates cherry partidos por la mitad
- 2 cucharadas de queso feta desmenuzado
- 1 cucharada de aceite de oliva
- 1 cucharadita de jugo de limón
- 1 cucharadita de eneldo fresco picado
- sal y pimienta a gusto

### Instrucciones:
1. Precalienta el horno a 190 °C (375 °F).
2. Coloca el filete de salmón en una bandeja para hornear, rocíalo con aceite de oliva y salpimiéntalo.
3. Hornea el salmón en el horno precalentado durante 20-25 minutos o hasta que esté opaco y se desmenuce fácilmente al presionarlo con el dedo.
4. Cocina el brócoli morado hasta que esté tierno, al vapor o hervido.
5. En un bol, mezcla la quínoa cocida, la cebolla morada cortada en dados, los tomates cherry cortados por la mitad, el queso feta desmenuzado, el aceite de oliva, el jugo de limón, el eneldo fresco picado, la sal y la pimienta.
6. Coloca el salmón cocido encima de la mezcla de quínoa.
7. Acomoda el brócoli morado al vapor alrededor del salmón y ¡a disfrutar!

## *Gambas al limón y ajo (Fácil)*

**Tiempo:** 20 min  
**Porción:** 1 porción

**Tiempo de preparación:** 10 min  
**Tiempo de cocción:** 10 min

**Información nutricional:** Calorías: 220   Carbo: 4 g   Grasa: 12 g   Proteínas: 24 g

### Ingredientes:
- 8-10 gambas grandes, peladas y desvenadas
- 2 cucharadas de aceite de oliva
- 2 dientes de ajo picados
- jugo de 1 limón
- 1 cucharadita de ralladura de limón
- 1 cucharadita de perejil fresco picado
- sal y pimienta a gusto

### Instrucciones:
1. En una sartén, calienta el aceite de oliva a fuego medio.
2. Añade el ajo picado a la sartén y saltéalo durante 1 minuto o hasta que desprenda su aroma.
3. A continuación, añade las gambas a la sartén y saltéalas durante 2-3 minutos por cada lado hasta que se vuelvan rosadas y opacas.
4. Rocía jugo de limón sobre las gambas y espolvorea ralladura de limón por encima.
5. Añade sal, pimienta y perejil fresco picado al gusto.
6. Remueve las gambas para cubrirlas uniformemente con la mezcla de limón y ajo.
7. Sirve las gambas al limón y ajo sobre un lecho de quínoa cocida o de los cereales integrales que prefieras.

## *Atún Ahi a la plancha (Fácil)*

**Tiempo:** 15 min          **Tiempo de preparación:** 5 min
**Porción:** 1 porción          **Tiempo de cocción:** 10 min

**Información nutricional:**    Calorías: 220    Carbo: 5 g    Grasa: 12 g    Proteínas: 24 g

**Ingredientes:**
- ☐ 1 filete de atún ahi (6-8 oz)
- ☐ 1 cucharada de salsa de soja
- ☐ 1 cucharada de aceite de sésamo
- ☐ 1 cucharadita de jengibre picado
- ☐ 1 cucharadita de semillas de sésamo
- ☐ sal y pimienta a gusto

**Instrucciones:**
1. En un bol, mezcla la salsa de soja, el aceite de sésamo, el jengibre picado y las semillas de sésamo.
2. Añade una pizca de sal y pimienta al atún ahi para sazonarlo.
3. Cubre el filete de atún con la mezcla del adobo, asegurándote de que quede uniformemente cubierto.
4. Calienta una sartén o plancha a fuego alto hasta que esté bien caliente.
5. Sella el filete de atún durante 1-2 minutos por cada lado para obtener un punto entre crudo en el centro y término medio.
6. Retira el atún de la sartén y déjalo reposar un minuto antes de cortarlo.
7. Corta el atún en rodajas y sírvelo sobre una cama de verduras mixtas o con una guarnición de verduras salteadas.
8. Rocía la marinada restante sobre las rodajas de atún para darle más sabor.

## *Trucha entera asada (Fácil)*

**Tiempo:** 35 min        **Tiempo de preparación:** 10 min
**Porción:** 1 porción        **Tiempo de cocción:** 25 min

| Información nutricional: | Calorías: 280 | Carbo: 5 g | Grasa: 18 g | Proteínas: 26 g |
| --- | --- | --- | --- | --- |

**Ingredientes:**
- ☐ 1 trucha entera, limpia y desviscerada
- ☐ 1 limón en rodajas
- ☐ 2 ramitas de romero fresco
- ☐ 2 dientes de ajo picados
- ☐ 1 cucharada de aceite de oliva
- ☐ sal y pimienta a gusto

**Instrucciones:**
1. Precalienta el horno a 200 °C (400 °F).
2. Pasa la trucha por agua fría y sécala con papel absorbente.
3. Frota el interior de la trucha con ajo picado y sazónala con sal y pimienta.
4. Rellena la cavidad de la trucha con rodajas de limón y ramitas de romero fresco.
5. Coloca la trucha en una bandeja de horno y rocíala con aceite de oliva.
6. Cocina el pescado en el horno precalentado durante unos 20-25 minutos o hasta que se desmenuce fácilmente con un tenedor.
7. Decóralo con rodajas de limón adicionales y romero fresco antes de servir.
8. Sirve la trucha asada entera con una guarnición de verduras asadas o una ensalada ligera.

## *Tagine marroquí de mariscos (Intermedio)*

| **Tiempo:** 1 hora y 15 min | **Tiempo de preparación:** 20 min |
|---|---|
| **Porción:** 1 porción | **Tiempo de cocción:** 55 min |

| **Información nutricional:** | Calorías: 380 | Carbo: 35 g | Grasa: 12 g | Proteínas: 30 g |
|---|---|---|---|---|

### Ingredientes:

- ☐ 1/2 taza de pescado blanco cortado en dados (eglefino)
- ☐ 1/2 taza de gambas peladas y desvenadas
- ☐ 1/2 taza de calamares picados
- ☐ 1/2 taza de pimientos morrones cortados en dados (colores variados)
- ☐ 1/4 taza de cebolla picada
- ☐ 2 dientes de ajo picados
- ☐ 1 cucharadita de comino molido
- ☐ 1/2 cucharadita de cilantro molido
- ☐ 1/2 cucharadita de pimentón
- ☐ 1/4 cucharadita de canela molida
- ☐ 1/4 cucharadita de jengibre molido
- ☐ 1/4 cucharadita de pimienta de cayena (ajustar al gusto)
- ☐ 1/2 taza de tomates enlatados cortados en dados
- ☐ 1/4 taza de caldo de verduras
- ☐ 2 cucharadas de cilantro fresco picado
- ☐ 2 cucharadas de perejil fresco picado
- ☐ 1 cucharada de aceite de oliva
- ☐ sal y pimienta a gusto

### Instrucciones:

1. En un tagine o una sartén grande, calienta el aceite de oliva a fuego medio.
2. Añade la cebolla picada y el ajo picado. Sofríelos hasta que la cebolla esté translúcida.
3. Incorpora el comino molido, el cilantro molido, el pimentón, la canela molida, el jengibre molido y la pimienta de cayena. Cocina la mezcla durante 1 minuto hasta que adquiera aroma.
4. Añade los pimientos en dados y saltea las verduras durante otros 2-3 minutos.
5. Mezcla los tomates cortados en dados, el caldo de verduras y una pizca de sal en una olla. Llévalo a fuego lento y cocínalo durante unos 15 minutos o hasta que los sabores se hayan fusionado.
6. Incorpora el pescado blanco cortado en dados, las gambas peladas y desvenadas y los calamares troceados. Cocina durante unos 5-7 minutos hasta que el marisco esté bien cocido.
7. Sazona el plato de pescado con sal y pimienta a gusto.

## *Paella de mariscos (Intermedio)*

**Tiempo:** 40 min  
**Porción:** 2 porciones

**Tiempo de preparación:** 15 min  
**Tiempo de cocción:** 25 min

**Información nutricional:**     Calorías: 350    Carbo: 45 g    Grasa: 8 g    Proteínas: 25 g

### Ingredientes:

- ☐ 1 taza de arroz integral
- ☐ 1/2 taza de cebolla cortada en dados
- ☐ 1/2 taza de pimiento rojo cortado en dados
- ☐ 1/2 taza de pimiento amarillo cortado en dados
- ☐ 1/2 taza de calabacín cortado en dados
- ☐ 1/2 taza de guisantes congelados
- ☐ 8-10 gambas grandes, peladas y desvenadas
- ☐ 1/2 taza de mejillones limpios
- ☐ 1/2 taza de aros de calamar
- ☐ 2 dientes de ajo, picados
- ☐ 1 cucharadita de pimentón ahumado
- ☐ 1/2 cucharadita de hebras de azafrán (opcional)
- ☐ 1/4 cucharadita de pimienta de cayena (ajustar a gusto)
- ☐ 1/2 cucharadita de tomillo seco
- ☐ 1 limón, cortado en rodajas
- ☐ 2 tazas de caldo de verduras
- ☐ 2 cucharadas de aceite de oliva
- ☐ sal y pimienta a gusto
- ☐ perejil fresco picado, para decorar

### Instrucciones:

1. En una sartén o paellera, calienta el aceite de oliva a fuego medio. Añade la cebolla cortada en dados, los pimientos rojo y amarillo cortados en dados y el calabacín cortado en dados y saltea durante 3-4 minutos hasta que se ablanden ligeramente.
2. Incorpora el ajo picado, el pimentón ahumado, las hebras de azafrán, la pimienta de cayena y el tomillo seco y, a continuación, cocina la mezcla durante un minuto más hasta que adquiera aroma.
3. Añade el arroz integral a la sartén y remuévelo para que se impregne bien con las especias y las verduras.
4. Vierte el caldo de verduras y déjalo hervir a fuego lento. Tapa la sartén o paellera y cocina la mezcla durante 15-20 minutos hasta que el arroz esté completamente cocido y el líquido haya sido absorbido por el arroz.
5. Mientras se cuece el arroz, salpimienta las gambas, los mejillones y los aros de calamar.
6. Coloca los mariscos sazonados, junto con los guisantes congelados, sobre el arroz parcialmente cocido. Vuelve a tapar la sartén y cocina la mezcla durante 5-7 minutos más, hasta que los mariscos estén bien cocidos y los mejillones se hayan abierto.
7. Decora la paella de mariscos con rodajas de limón y perejil fresco picado.
8. Sirve la paella de mariscos caliente y ¡buen provecho!

127

## Curry de pescado con coco y kale (Intermedio)

**Tiempo:** 35 min      **Tiempo de preparación:** 15 min
**Porción:** 1 porción      **Tiempo de cocción:** 20 min

**Información nutricional:**   Calorías: 390   Carbo: 15 g   Grasa: 25 g   Proteínas: 25 g

### Ingredientes:
- ☐ 1 filete de pescado blanco
- ☐ 1/2 taza de leche de coco
- ☐ 1/4 taza de hojas de kale picadas
- ☐ 1/4 taza de pimientos morrones cortados en dados (colores variados)
- ☐ 1/4 de taza de cebolla cortada en dados
- ☐ 2 dientes de ajo picados
- ☐ 1 cucharada de curry en polvo
- ☐ 1 cucharadita de cúrcuma
- ☐ 1/2 cucharadita de comino molido
- ☐ 1/2 cucharadita de cilantro molido
- ☐ 1/4 cucharadita de copos de chile rojo
- ☐ 1 cucharada de aceite de oliva
- ☐ jugo de media lima
- ☐ sal y pimienta a gusto

### Instrucciones:
1. Calienta el aceite de oliva en una sartén a fuego medio.
2. Añade la cebolla picada y el ajo picado a la sartén y saltéalos durante 2-3 minutos hasta que percibas su fragancia.
3. Añade el curry en polvo, la cúrcuma, el comino molido, el cilantro molido y los copos de chile rojo. Cocina tu mezcla durante un minuto hasta que las especias liberen sus aromas.
4. Añade los pimientos en dados y las hojas de kale picadas y saltéalos durante otros 3-4 minutos hasta que se ablanden ligeramente.
5. Coloca el filete de pescado blanco sobre las verduras.
6. Vierte la leche de coco a la mezcla de pescado y verduras y ponla a hervir a fuego lento. Tapa la sartén y cocina los alimentos durante unos 10-12 minutos hasta que el pescado esté bien cocido.
7. Exprime jugo de lima sobre el pescado al curry de coco y kale y sazónalo con sal y pimienta.
8. Sirve el sabroso curry con los cereales integrales que prefieras.

Las recetas anteriores fueron perfeccionadas de las cocinas de Breana Lai Killeen (2023), Josh Chan (2023), María Lara Bregatta (2023), Burt (2023), EatingWell Test Kitchen (2023), Buenfeld (s.f.- b), Godwin (2018b), Lindsay Funstone (2023), Bethany Joyful (2023), Barney Desmazery (2014), Christine Belafquih (2021), Katy Greenwood (2014) y Clark (2020).

# Recetas de aves de corral

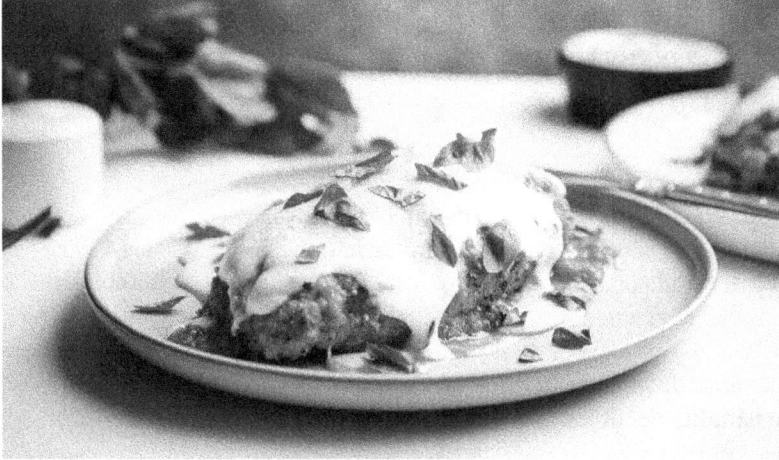

## *Pollo a la parmesana al horno (Intermedio)*

**Tiempo:** 40 min
**Porción:** 1 porción

**Tiempo de preparación:** 15 min
**Tiempo de cocción:** 25 min

**Información nutricional:**   Calorías: 380   Carbo: 25 g   Grasa: 18 g   Proteínas: 30 g

### Ingredientes:
- [ ] 110 g de pechuga de pollo deshuesada y sin piel
- [ ] 1/4 taza de pan rallado integral
- [ ] 2 cucharadas de queso parmesano rallado
- [ ] 1/4 taza de salsa marinara
- [ ] 1/4 taza de queso mozzarella rallado
- [ ] 1 cucharada de albahaca fresca picada
- [ ] 1 cucharadita de aceite de oliva
- [ ] sal y pimienta a gusto

### Instrucciones:
1. Precalienta el horno a 200 °C (400 °F).
2. Sazona el pollo con sal y pimienta a gusto.
3. En un plato llano, mezcla el pan rallado, el queso parmesano rallado, la albahaca picada, la sal y la pimienta.
4. Unta la pechuga de pollo con aceite de oliva y luego presiónala en la mezcla de pan rallado para cubrirla uniformemente.
5. Coloca la pechuga de pollo empanada en una bandeja para hornear y hornea el pollo durante unos 20-25 minutos o hasta que esté bien cocido.
6. Saca el pollo cocido del horno y úntalo con la salsa marinara.
7. Cubre el pollo con queso mozzarella rallado y vuelve a meterlo en el horno durante otros 5-7 minutos hasta que el queso esté derretido y burbujeante.

129

8. Sirve el pollo a la parmesana con una guarnición de ensalada o pasta integral.

## Alitas de pollo al horno crujientes (Fácil)

**Tiempo:** 1 hora      **Tiempo de preparación:** 10 min
**Porción:** 1 porción (unas 6 alitas)      **Tiempo de cocción:** 50 min

**Información nutricional:**    Calorías: 280    Carbo: 3 g    Grasa: 18 g    Proteínas: 26 g

**Ingredientes:**
- 6 alitas de pollo, sin las puntas y separadas las alas
- 1 cucharada de aceite de oliva
- 1 cucharadita de pimentón
- 1/2 cucharadita de ajo en polvo
- 1/2 cucharadita de cebolla en polvo
- 1/4 cucharadita de pimienta de cayena (ajustar a gusto)
- sal y pimienta a gusto

**Instrucciones:**
1. Enciende tu horno a 200 °C (400 °F) y forra una bandeja para hornear con papel de horno para que tu comida no se pegue.
2. En un bol, mezcla el aceite de oliva, el pimentón, el ajo en polvo, la cebolla en polvo, la pimienta de cayena, la sal y la pimienta para crear un adobo.
3. Añade las alitas de pollo al bol y remuévelas para que se cubran uniformemente con la marinada.
4. Extiende las alitas de pollo en la bandeja para hornear forrada en una sola capa con un poco de espacio entre cada pieza.
5. Hornea las alitas en el horno precalentado durante 45-50 minutos, dándoles la vuelta a la mitad, hasta que estén doradas y crujientes.
6. Deja enfriar las alitas unos minutos después de sacarlas del horno antes de servirlas.
7. Sirve las alitas de pollo al horno crujientes como una alternativa deliciosa y más sana a las alitas fritas tradicionales.

## *Bol mediterráneo de quínoa y pollo (Intermedio)*

**Tiempo:** 30 min  
**Porción:** 1 porción  

**Tiempo de preparación:** 15 min  
**Tiempo de cocción:** 15 min  

**Información nutricional:**  Calorías: 380   Carbo: 40 g   Grasa: 12 g   Proteínas: 28 g

### Ingredientes:

☐ 110 g de pechuga de pollo deshuesada y sin piel, en tiras  
☐ 1/2 taza de quínoa cocida  
☐ 1 taza de ramilletes de brócoli al vapor  
☐ 1/2 taza de tomates cherry partidos por la mitad  
☐ 1/4 taza de queso feta desmenuzado  
☐ 2 cucharadas de aceitunas Kalamata picadas  
☐ 2 cucharadas de perejil fresco picado  
☐ 1 cucharada de jugo de limón  
☐ 1 cucharada de aceite de oliva virgen extra  
☐ sal y pimienta a gusto  

### Instrucciones:

1. En una sartén, cocina el pollo cortado en tiras hasta que ya no esté rosado.
2. En un bol, mezcla la quínoa cocida, el brócoli al vapor, los tomates cherry cortados por la mitad, el queso feta desmenuzado, las aceitunas Kalamata picadas y el perejil picado.
3. Mezcla el jugo de limón, el aceite de oliva extra virgen, la sal y la pimienta en un tazón pequeño y bate hasta que se emulsionen.
4. Rocía el aderezo sobre el tazón de quínoa y revuelve los ingredientes para integrarlos bien.
5. Cubre el bol de quínoa con las tiras de pollo cocido y ¡a disfrutar!

## *Sopa de pollo con fideos y verduras de primavera (Intermedio)*

**Tiempo:** 30 min
**Porción:** 1 porción

**Tiempo de preparación:** 10 min
**Tiempo de cocción:** 20 min

**Información nutricional:** Calorías: 280 Carbo: 30 g Grasa: 8 g Proteínas: 20 g

**Ingredientes:**
- 110 g de pechuga de pollo deshuesada y sin piel, cortada en cubos.
- 1/2 taza de fideos al huevo integrales
- 2 tazas de caldo de pollo bajo en sodio
- 1/2 taza de verduras de primavera mixtas (guisantes, espárragos, zanahorias, etc.)
- 1/4 taza de cebolla picada
- 1 diente de ajo picado
- 1 cucharadita de aceite de oliva
- 1/2 cucharadita de tomillo seco
- sal y pimienta a gusto
- perejil fresco, para adornar

**Instrucciones:**
1. Calienta el aceite de oliva en una olla a fuego medio.
2. Añade la cebolla picada y el ajo picado, y luego cocínalos hasta que desprendan su aroma.
3. Añade la pechuga de pollo cortada en dados a la olla y cocínala hasta que se dore por todos los lados.
4. Vierte el caldo de pollo bajo en sodio en la olla y llévalo a ebullición.
5. Añade los fideos de huevo integrales y el tomillo seco a la olla, y cocina la mezcla según las instrucciones del paquete.
6. En los últimos minutos de cocción, añade las verduras de primavera mixtas y cuécelas hasta que estén tiernas.
7. Sazona la sopa a gusto con sal y pimienta.
8. Sirve la sopa de pollo con las verduras de primavera y los fideos y decórala con perejil fresco si lo deseas.

## *Pollo al curry vietnamita y fideos de arroz (Intermedio)*

**Tiempo:** 40 min
**Porción:** 1 porción

**Tiempo de preparación:** 20 min
**Tiempo de cocción:** 20 min

**Información nutricional:** Calorías: 380 Carbo: 45 g Grasa: 10 g Proteínas: 25 g

**Ingredientes:**
- 110 g de pechuga de pollo deshuesada y sin piel, en cubos o tiras
- 1/2 taza de fideos de arroz cocidos

**Instrucciones:**
1. En un bol, bate la salsa hoisin, la salsa de soja baja en sodio, la pasta de curry rojo y el jugo de lima.
2. Marina el pollo troceado en la salsa durante 10 minutos.

- 1/4 taza de zanahorias en juliana
- 1/4 taza de pepino cortado en rodajas
- 1/4 taza de brotes de soja
- 2 cucharadas de menta fresca picada
- 2 cucharadas de cilantro fresco picado
- 2 cucharadas de cacahuetes picados
- 2 cucharadas de salsa hoisin
- 1 cucharada de salsa de soja baja en sodio
- 1 cucharadita de pasta de curry rojo
- 1 cucharadita de jugo de lima

3. En una sartén, cocina el pollo marinado hasta que ya no esté rosado.
4. Coloca los fideos de arroz cocidos en un bol y cúbrelos con las zanahorias en juliana, el pepino en rodajas, los brotes de soja, la menta picada, el cilantro picado y los cacahuetes picados.
5. Coloca el pollo cocido sobre los fideos y las verduras.
6. Rocía el plato con salsa adicional si lo deseas.

## Fajitas de pollo fáciles (Fácil)

**Tiempo:** 30 min
**Porción:** 1 porción

**Tiempo de preparación:** 15 min
**Tiempo de cocción:** 15 min

**Información nutricional:** Calorías: 350  Carbo: 30 g  Grasa: 12 g  Proteínas: 25 g

### Ingredientes:
- 110 g de pechuga de pollo deshuesada y sin piel, en rodajas
- 1/2 pimiento en rodajas
- 1/2 cebolla, en rodajas
- 1 cucharadita de condimento para fajitas
- 1 cucharadita de aceite de oliva
- tortillas de trigo integral
- aderezos opcionales: salsa, guacamole, queso rallado, etc.

### Instrucciones:
1. En una sartén, calienta el aceite de oliva a fuego medio-alto.
2. Añade el pollo troceado y cocínalo hasta que deje de estar rosa.
3. Coloca el pimiento y la cebolla en rodajas en la sartén.
4. Añade el condimento para fajitas sobre el pollo y las verduras. Saltéalas hasta que estén tiernas.
5. Calienta las tortillas integrales en la sartén o en el microondas.
6. Sirve el pollo cocido y las verduras dentro de las tortillas con los ingredientes que prefieras.

## *Pollo tailandés a la albahaca (fácil)*

| | |
|---|---|
| **Tiempo:** 25 min | **Tiempo de preparación:** 15 min |
| **Porción:** 1 porción | **Tiempo de cocción:** 10 min |

| **Información nutricional:** | Calorías: 320 | Carbo: 10 g | Grasa: 18 g | Proteínas: 30 g |
|---|---|---|---|---|

### Ingredientes:

☐ 110 g de pechuga de pollo deshuesada y sin piel, cortada en dados

☐ 1 cucharada de aceite vegetal

☐ 2 dientes de ajo, picados

☐ 1 cebolla pequeña, en rodajas

☐ 1 pimiento rojo en rodajas

☐ 1 taza de hojas de albahaca fresca

☐ 1 cucharada de salsa de soja

☐ 1 cucharadita de salsa de pescado

☐ 1 cucharadita de salsa de ostras

☐ 1/2 cucharadita de azúcar moreno

☐ arroz integral cocido, para servir

### Instrucciones:

1. Calienta el aceite vegetal en un wok o sartén a fuego alto.
2. Añade el ajo picado y el chile rojo en rodajas a la sartén, y saltéalos hasta que desprendan su aroma.
3. A continuación, añade el pollo cortado en dados y cocínalo hasta que deje de estar rosado.
4. Incorpora la cebolla en rodajas y sigue cocinando hasta que se ablande un poco.
5. En un bol pequeño, mezcla la salsa de soja, la salsa de pescado, la salsa de ostras y el azúcar moreno.
6. Vierte la mezcla de salsa en el wok y saltea los ingredientes para integrarlos uniformemente.
7. Añade las hojas de albahaca fresca y cocina la mezcla hasta que las hojas se hayan ablandado.
8. Sirve el pollo a la albahaca tailandesa sobre el arroz integral cocido.

## *Salteado de pollo y brócoli (fácil)*

**Tiempo:** 25 min
**Porción:** 1 porción

**Tiempo de preparación:** 15 min
**Tiempo de cocción:** 10 min

**Información nutricional:**   Calorías: 290   Carbo: 20 g   Grasa: 12 g   Proteínas: 26 g

### Ingredientes:

- 100 g de pechuga de pollo deshuesada y sin piel, en tiras finas
- 1 taza de ramitos de brócoli
- 1/2 taza de pimientos en láminas
- 1/4 taza de zanahorias en láminas
- 2 cucharadas de salsa de soja baja en sodio
- 1 cucharada de salsa hoisin
- 1 cucharadita de aceite de sésamo
- 1/2 cucharadita de jengibre picado
- 1/2 cucharadita de ajo picado
- 1/2 cucharadita de maicena
- 1 cucharada de agua
- 1 cucharadita de aceite de oliva
- semillas de sésamo, para decorar
- arroz integral cocido, para servir

### Instrucciones:

1. En un bol pequeño, mezcla la salsa de soja baja en sodio, la salsa hoisin, el aceite de sésamo, el jengibre picado y el ajo picado.
2. En otro bol pequeño, disuelve la maicena en agua para crear una especie de papilla.
3. Calienta el aceite de oliva en un wok o sartén a fuego alto.
4. Añade la pechuga de pollo cortada en tiras finas y saltéala hasta que esté bien hecha y ligeramente dorada. Retira el pollo del wok y resérvalo.
5. En el mismo wok, añade los ramitos de brócoli, los pimientos y las zanahorias cortados en láminas. Saltea las verduras durante unos minutos hasta que alcancen una textura tierna pero crujiente.
6. Aparta las verduras a un lado del wok y vierte la mezcla de salsa en el centro.
7. Remueve la mezcla de maicena para que quede homogénea y viértela en el wok. Cocina la salsa hasta que espese.
8. Añade el pollo cocido de nuevo al wok y remueve todo para que se cubra con la salsa.
9. Coloca el salteado de pollo y brócoli sobre un lecho de arroz integral cocido para servir.
10. Decora el plato con semillas de sésamo antes de servir.

## Pollo a la cúrcuma (fácil)

| | |
|---|---|
| **Tiempo:** 35 min | **Tiempo de preparación:** 10 min |
| **Porción:** 1 porción | **Tiempo de cocción:** 25 min |

| Información nutricional: | Calorías: 320 | Carbo: 20 g | Grasa: 15 g | Proteínas: 28 g |
|---|---|---|---|---|

### Ingredientes:

- ☐ 110 g de pechuga de pollo deshuesada y sin piel
- ☐ 1 cucharadita de cúrcuma en polvo
- ☐ 1/2 cucharadita de pimentón
- ☐ 1/2 cucharadita de comino molido
- ☐ 1/2 cucharadita de ajo en polvo
- ☐ 1/2 cucharadita de cebolla en polvo
- ☐ 1 cucharada de aceite de oliva
- ☐ 1/4 taza de caldo de pollo bajo en sodio
- ☐ 1/2 taza de quínoa cocida
- ☐ 1 taza de verduras mixtas (zanahorias, guisantes, maíz, etc.)
- ☐ Cilantro fresco, para adornar
- ☐ gajos de limón, para servir
- ☐ sal y pimienta a gusto

### Instrucciones:

1. En un bol pequeño, mezcla la cúrcuma en polvo, el pimentón, el comino molido, el ajo en polvo, la cebolla en polvo, la sal y la pimienta.
2. Sazona la pechuga de pollo con la mezcla de especias por ambos lados.
3. Calienta el aceite de oliva en una sartén a fuego medio-alto.
4. Añade la pechuga de pollo sazonada y dórala durante unos 4-5 minutos por cada lado o hasta que esté bien hecha y dorada.
5. Saca el pollo de la sartén y resérvalo.
6. En la misma sartén, añade el caldo de pollo bajo en sodio y ponlo a hervir a fuego lento.
7. Añade las verduras mixtas y cocínalas durante unos 3-4 minutos o hasta que estén tiernas.
8. Sirve el pollo a la cúrcuma sobre la quínoa cocida y las verduras mixtas.
9. Decora el plato con cilantro fresco y gajos de limón.

## *Pollo tandoori con verduras (fácil)*

**Tiempo:** 45 min
**Porción:** 1 porción

**Tiempo de preparación:** 15 min
**Tiempo de marinado:** 30 min
**Tiempo de cocción:** 15 min

**Información nutricional:**   Calorías: 300   Carbo: 15 g   Grasa: 12 g   Proteínas: 35 g

**Ingredientes:**
- 110 g de pechuga de pollo deshuesada y sin piel.
- 1/4 taza de yogur griego natural
- 1 cucharada de mezcla de especias tandoori
- 1 cucharadita de ajo picado
- 1 cucharadita de jengibre rallado
- 1 cucharada de jugo de limón
- 1/2 taza de pimientos morrones mixtos, cortados en rodajas
- 1/2 taza de cebolla morada en rodajas
- 1 cucharada de aceite de oliva
- sal y pimienta a gusto

**Instrucciones:**
1. En un bol, mezcla el yogur griego, el mix de especias tandoori, el ajo picado, el jengibre rallado, el jugo de limón, la sal y la pimienta.
2. Cubre la pechuga de pollo con el adobo de yogur y deja marinar en el refrigerador durante unos 30 minutos.
3. Calienta previamente una plancha o un grill a fuego medio-alto.
4. En un bol, mezcla los pimientos y la cebolla morada cortados en rodajas con aceite de oliva, sal y pimienta.
5. Grilla la pechuga de pollo marinada y las verduras mixtas durante unos 6-8 minutos por cada lado o hasta que el pollo esté bien hecho y las verduras estén doradas y tiernas.
6. Sirve el pollo tandoori con verduras asadas, acompañado de naan o arroz integral.

## *Arroz con pollo y chorizo al horno (Fácil)*

**Tiempo:** 1 hora        **Tiempo de preparación:** 15 min
**Porción:** 1 porción        **Tiempo de cocción:** 45 min

| Información nutricional: | Calorías: 380 | Carbo: 35 g | Grasa: 18 g | Proteínas: 20 g |
| --- | --- | --- | --- | --- |

### Ingredientes:

- ☐ 110 g de muslo de pollo deshuesado y sin piel, cortado en dados
- ☐ 1/4 taza de chorizo, cortado en rodajas
- ☐ 1/2 taza de arroz integral, sin cocer
- ☐ 1 taza de caldo de pollo bajo en sodio
- ☐ 1/4 taza de cebolla cortada en dados
- ☐ 1/4 taza de pimiento morrón cortado en dados
- ☐ 1/4 taza de tomates cortados en dados
- ☐ 1 cucharadita de aceite de oliva
- ☐ 1/2 cucharadita de pimentón ahumado
- ☐ 1/2 cucharadita de orégano seco
- ☐ sal y pimienta a gusto
- ☐ perejil fresco, para decorar

### Instrucciones:

1. Precalentar el horno a 190 °C (375 °F).
2. Calentar el aceite de oliva en una sartén a fuego medio-alto.
3. Añadir a la sartén el muslo de pollo cortado en dados y el chorizo cortado en rodajas y saltearlos hasta que se doren.
4. A continuación, añadir la cebolla y el pimiento en dados a la sartén y cocinarlos hasta que se ablanden.
5. Incorporar el arroz integral sin cocer, los dados de tomate, el pimentón ahumado, el orégano seco, la sal y la pimienta.
6. Pasar la mezcla a una fuente apta para horno.
7. Verter el caldo de pollo bajo en sodio sobre la mezcla y combinar los ingredientes removiendo.
8. Cubrir la fuente de horno con papel de aluminio y hornear en el horno precalentado durante unos 40-45 minutos o hasta que el arroz esté cocido y el líquido se haya absorbido.
9. Sacar del horno y dejar reposar tapado unos minutos.
10. Esponjar el arroz con un tenedor y decorar con perejil fresco antes de servir.

## *Pechuga de pollo rellena de espinacas y queso feta (Intermedio)*

**Tiempo:** 40 min
**Porción:** 1 porción

**Tiempo de preparación:** 15 min
**Tiempo de cocción:** 25 min

**Información nutricional:**  Calorías: 280    Carbo: 5 g    Grasa: 14 g   Proteínas: 32 g

### Ingredientes:

☐ 1 pechuga de pollo deshuesada y sin piel (170-230 g)

☐ 1/2 cucharadita de ajo picado

☐ 1/4 taza de espinacas picadas

☐ 1 cucharada de ralladura de limón

☐ 1 cucharada de perejil fresco picado

☐ 2 cucharadas de queso feta desmenuzado

☐ 1 cucharadita de aceite de oliva

☐ sal y pimienta a gusto

### Instrucciones:

1. Precalentar el horno a 190 °C (375 °F).
2. En un bol, mezclar las espinacas picadas, el queso feta desmenuzado, el perejil fresco picado, la ralladura de limón, el aceite de oliva, el ajo picado, la sal y la pimienta.
3. Cortar con cuidado un hueco en el costado de la pechuga de pollo, teniendo cuidado de no cortar hasta el final.
4. Rellenar la pechuga de pollo con la mezcla de espinacas y queso feta, presionando suavemente para fijar la mezcla.
5. Sazonar el exterior de la pechuga de pollo con una pizca de sal y pimienta.
6. Calentar el aceite de oliva en una sartén a fuego medio-alto. Añadir la pechuga de pollo rellena y dorarla durante 2-3 minutos por cada lado hasta que esté dorada.
7. Pasar la pechuga de pollo sellada a una fuente de horno y meterla en el horno precalentado.
8. Introducir el pollo en el horno y hornearlo durante 15-18 minutos o hasta que esté totalmente cocido y no tenga color rosa en el centro.
9. Retirar la pechuga de pollo rellena del horno y dejarla reposar unos minutos antes de cortarla en rodajas.
10. Servir la pechuga de pollo rellena de espinacas y queso feta y ¡a disfrutar de la deliciosa mezcla de sabores!

139

## *Pollo asado con hierbas y cítricos (fácil)*

**Tiempo:** 1 hora 30 min          **Tiempo de preparación:** 15 min
**Porción:** 4 servings          **Tiempo de cocción:** 1 hour 15 min

**Información nutricional:**   Calorías: 250   Carbo: 2 g   Grasa: 15 g   Proteínas: 26 g

### Ingredientes:
☐ 1 pollo entero (aproximadamente 1-2 kilos), sin menudos
☐ 2 cucharadas de aceite de oliva
☐ 2 dientes de ajo picados
☐ 1 cucharada de romero fresco picado
☐ 1 cucharada de tomillo fresco picado
☐ Ralladura de 1 limón
☐ Ralladura de 1 naranja
☐ sal y pimienta a gusto

### Instrucciones:
1. Precalienta el horno a 190 °C (375 °F).
2. Seca el pollo entero con toallas de papel y colócalo en una rejilla para asar colocada dentro de una bandeja para asar.
3. En un bol, mezcla el aceite de oliva, el ajo picado, el romero picado, el tomillo picado, la ralladura de limón, la ralladura de naranja, la sal y la pimienta.
4. Frota la mezcla de hierbas y cítricos por todo el pollo, incluso debajo de la piel y dentro de la cavidad.
5. Sujeta los muslos del pollo entre sí con hilo de cocina para garantizar una cocción uniforme.
6. Coloca el pollo en el horno precalentado y cocínalo durante 1 hora y 15 minutos aproximadamente. Puedes regular el tiempo hasta que la temperatura interna alcance los 165 °F (74 °C) y al pinchar la parte más gruesa del muslo y los jugos salgan transparentes.
7. Saca el pollo del horno y déjalo reposar unos 10-15 minutos antes de cortarlo en rodajas.
8. Corta el pollo y sírvelo con las verduras asadas que prefieras o con una ensalada de guarnición para disfrutar de una comida sana y sabrosa.

Las recetas anteriores fueron perfeccionadas de las cocinas de Jamielyn Nye (2023), Good Food team (2011c), Irena Macri (2023), " Chicken Noodle Soup " (2015), Nancy Lopez-McHugh (2022), Steven Morris (s.f.), Ken Hom (2003), Jeri (2023), Oliver (s.f.- c), Heidi (s.f.), Rebecca Sargent (s.f.), Good Food team (2007) y Jennifer Joyce (2011).

# Recetas de carne

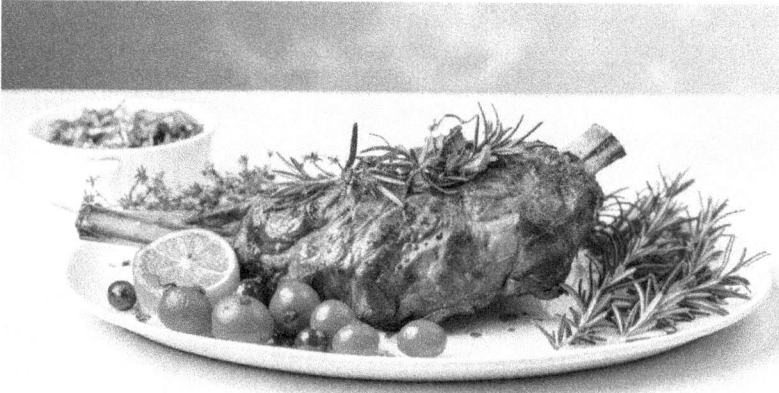

## *Cordero asado al romero (fácil)*

**Tiempo:** 1 hora 30 min
**Porción:** 2 porciones

**Tiempo de preparación:** 15 min
**Tiempo de asado:** 1 hora 15 min

**Información nutricional:**   Calorías: 400   Carbo: 20 g   Grasa: 25 g   Proteínas: 24 g

### Ingredientes:
☐ 230 g de pierna de cordero deshuesada
☐ 2 cucharadas de aceite de oliva
☐ 1 cucharadita de romero seco
☐ 1 cucharadita de tomillo seco
☐ 1/2 cucharadita de ajo en polvo
☐ 1/2 cucharadita de cebolla en polvo
☐ sal y pimienta a gusto
☐ 1/2 taza de tomates cherry
☐ 1/4 taza de cebolla morada cortada en dados
☐ 1/4 taza de queso feta desmenuzado

### Instrucciones:
1. Precalienta el horno a 175 °C (350 °F).
2. En un bol pequeño, mezcla el aceite de oliva, el romero seco, el tomillo seco, el ajo en polvo, la cebolla en polvo, la sal y la pimienta para crear el adobo de hierbas.
3. Frota la marinada de hierbas sobre la pierna de cordero deshuesada, cubriéndola uniformemente.
4. Coloca el cordero en una bandeja para asar y ásalo en el horno precalentado durante aproximadamente 1 hora o hasta que la temperatura interna alcance el nivel de cocción deseado.
5. Mientras se asa el cordero, prepara la ensalada de tomate y queso feta

141

☐ hojas de menta fresca, para adornar

combinando en un bol los tomates cherry, la cebolla morada cortada en dados y el queso feta desmenuzado.
6. Una vez cocido el cordero, déjalo reposar unos minutos antes de cortarlo en rebanadas.
7. Sirve las rebanadas de cordero asado con la ensalada de tomate y queso feta.
8. Decora el plato con hojas de menta fresca para darle un toque de frescura y ¡disfruta de la comida!

## Pimientos rellenos estilo mediterráneo (Fácil)

**Tiempo:** 45 min
**Porción:** 2 porciones

**Tiempo de preparación:** 20 min
**Tiempo de cocción:** 25 min

**Información nutricional:** Calorías: 280  Carbo: 32 g  Grasa: 9 g  Proteínas: 18 g

### Ingredientes:
☐ 2 pimientos grandes (de cualquier color), cortados por la mitad y sin semillas
☐ 1/2 taza de quínoa cocida
☐ 1/4 taza de pepino cortado en dados
☐ 1/4 taza de tomates cortados en dados
☐ 1/4 taza de queso feta desmenuzado
☐ 1 taza de carne picada
☐ 1 cucharada de aceitunas Kalamata picadas
☐ 1 cucharadita de orégano seco
☐ 1/2 cucharadita de albahaca seca
☐ sal y pimienta a gusto
☐ perejil fresco, para decorar

### Instrucciones:
1. Precalienta el horno a 190 °C (375 °F).
2. En un bol, mezcla la quínoa cocida, el pepino cortado en dados, los tomates cortados en dados, el queso feta desmenuzado, las aceitunas Kalamata picadas, la carne picada, el orégano seco, la albahaca seca, la sal y la pimienta.
3. Rellena cada mitad del pimiento con la mezcla de quínoa y carne.
4. Coloca los pimientos rellenos en una fuente de horno y cúbrelos con papel de aluminio.
5. Hornea en el horno precalentado durante aproximadamente 20-25 minutos o hasta que los pimientos se hayan ablandado.
6. Antes de servir, decora estos pimientos rellenos mediterráneos con perejil fresco para darles un toque de color y sabor.

## *Bol de cerdo y col con salsa cremosa de chile (Intermedio)*

**Tiempo:** 30 min  
**Porción:** 2 porciones  

**Tiempo de preparación:** 15 min  
**Tiempo de cocción:** 15 min

| Información nutricional: | Calorías: 350 | Carbo: 15 g | Grasa: 22 g | Proteínas: 24 g |
|---|---|---|---|---|

### Ingredientes:

- ☐ 230 g de carne de cerdo molida
- ☐ 2 tazas de mezcla de ensalada coleslaw (repollo y zanahorias rallados)
- ☐ 1 cucharadita de pasta de jengibre
- ☐ 2 dientes de ajo picados
- ☐ 1/2 taza de cebolla picada
- ☐ 1 cucharadita de aceite de sésamo
- ☐ 2 cucharadas de salsa de soja
- ☐ 1/2 cucharadita de copos de chile (ajustar al gusto)
- ☐ sal y pimienta a gusto
- ☐ 2 cucharadas de mayonesa
- ☐ 1 cucharada de salsa Sriracha
- ☐ 1 cucharada de jugo de lima

### Instrucciones:

1. En una sartén, dora la carne molida de cerdo a fuego medio hasta que esté totalmente cocida. Escurre el exceso de grasa si es necesario.
2. Aparta la carne cocida a un lado de la sartén. Añade la cebolla picada y el ajo picado en el lado vacío y saltéalos hasta que desprendan su fragancia.
3. Mezcla la carne cocida, la cebolla y el ajo salteados y la ensalada de coleslaw en la sartén. Añade la salsa de soja, el aceite de sésamo, la pasta de jengibre, los copos de chile, la sal y la pimienta. Saltea los ingredientes hasta que la mezcla de ensalada coleslaw esté tierna y cocida.
4. En un bol pequeño, bate la mayonesa, la salsa Sriracha y el jugo de lima para hacer la salsa cremosa de chile.
5. Sirve el preparado en un bol, rócialo con la salsa cremosa de chile y ¡disfruta de este sabroso plato bajo en carbohidratos!

143

## *Bol de burrito de ternera al chipotle (fácil)*

**Tiempo:** 40 min        **Tiempo de preparación:** 15 min
**Porción:** 2 porciones      **Tiempo de cocción:** 25 min

**Información nutricional:**    Calorías: 380    Carbo: 40 g    Grasa: 14 g    Proteínas: 25 g

**Ingredientes:**

- ☐ 230 g de carne picada
- ☐ 1 taza de arroz integral cocido
- ☐ 1 taza de frijoles negros escurridos y enjuagados
- ☐ 1 taza de granos de maíz (frescos, congelados o enlatados)
- ☐ 1/2 taza de pimientos morrones cortados en dados (de cualquier color)
- ☐ 1/4 taza de cebolla morada cortada en dados
- ☐ 2 cucharadas de salsa de chipotle (ajustar al gusto)
- ☐ 1 cucharadita de comino molido
- ☐ 1/2 cucharadita de pimentón ahumado
- ☐ sal y pimienta a gusto
- ☐ 1/4 taza de queso Monterey Jack rallado
- ☐ cilantro fresco, para decorar

**Instrucciones:**

1. En una sartén, dora la carne picada a fuego medio hasta que esté totalmente cocida. Escurre el exceso de grasa.
2. Añade a la sartén el arroz integral cocido, los frijoles negros, los granos de maíz, los pimientos morrones cortados en dados, la cebolla morada cortada en dados, la salsa chipotle, el comino molido, el pimentón ahumado, la sal y la pimienta. Remuévelo todo para integrarlo y caliéntalo bien.
3. Divide la mezcla de carne y arroz en tazones para servir.
4. Cubre cada cuenco con queso Monterey Jack rallado y decóralos con cilantro fresco.

144

## *Sopa de cerdo y verduras a las finas hierbas (Fácil)*

**Tiempo:** 1 hour  
**Porción:** 4 porciones

**Tiempo de preparación:** 15 min  
**Tiempo de cocción:** 45 min

**Información nutricional:** Calorías: 280    Carbo: 20 g    Grasa: 12 g    Proteínas: 22 g

### Ingredientes:

- 450 g de lomo de cerdo magro, cortado en trozos del tamaño de un bocado
- 1 cucharada de aceite de oliva
- 1 cebolla picada
- 2 zanahorias peladas y cortadas en rodajas
- 2 tallos de apio en rodajas
- 2 dientes de ajo, picados
- 6 tazas de caldo de pollo o verduras bajo en sodio
- 1 taza de tomates cortados en dados (enlatados o frescos)
- 1 taza de alubias verdes picadas
- 1 taza de kale rizada o espinacas picadas
- 1 cucharadita de tomillo seco
- 1 cucharadita de romero seco
- sal y pimienta a gusto

### Instrucciones:

1. En una olla grande, calienta el aceite de oliva a fuego medio. A continuación, añade la cebolla picada, las zanahorias en rodajas y el apio en rodajas. Saltea los ingredientes durante unos 5 minutos hasta que las verduras empiecen a ablandarse.
2. Añade el ajo picado y la carne de cerdo en dados a la olla. Cocina los alimentos hasta que la carne de cerdo esté dorada por todos los lados.
3. Vierte el caldo de pollo o de verduras y los tomates cortados en dados. Incorpora el tomillo y el romero seco y sazónalo con sal y pimienta a gusto.
4. Lleva la sopa a fuego lento y déjala cocinar unos 20-25 minutos, para que los sabores se integren y la carne de cerdo se ablande.
5. Añade a la sopa las alubias verdes picadas y la kale rizada o las espinacas picadas. Cocina la sopa a fuego lento durante 10 minutos más hasta que las verduras estén tiernas.
6. Prueba la sopa y rectifica la sazón si es necesario.
7. Sirve la saludable sopa de cerdo y verduras caliente, decorada con una pizca de hierbas frescas picadas si lo deseas.

145

## Chili de ternera con salsa de aguacate (Intermedio)

**Tiempo:** 45 min          **Tiempo de preparación:** 15 min
**Porción:** 2 porciones          **Tiempo de cocción:** 30 min

**Información nutricional:**     Calorías: 420     Carbo: 35 g     Grasa: 18 g     Proteínas: 28 g

### Ingredientes:

- 450 g de carne picada magra
- 1 cucharada de aceite vegetal
- 1/2 taza de cebolla picada
- 1/2 taza de pimientos morrones cortados en cubitos (de cualquier color)
- 1 cucharadita de ajo picado
- 1 cucharada de chile en polvo
- 1 cucharadita de comino molido
- 1/2 cucharadita de pimentón
- 1/2 cucharadita de orégano seco
- 1/4 cucharadita de pimienta de cayena (ajustar al gusto)
- 1 lata (14 oz) de tomates cortados en dados
- 1 lata (14 oz) de alubias rojas, escurridas y enjuagadas
- sal y pimienta a gusto
- 1 aguacate cortado en dados
- 1/4 taza de cilantro fresco picado
- 2 cucharadas de jugo de lima
- Arroz integral cocido, para acompañar

### Instrucciones:

1. En una olla grande, calienta tu aceite vegetal a fuego medio-alto.
2. Añade la carne picada magra y cocínala hasta que se dore. Retira la carne de la olla y resérvala.
3. En la misma olla, añade la cebolla picada, los pimientos picados y el ajo picado. Saltea la mezcla de verduras durante unos 3-4 minutos hasta que estén tiernas.
4. Vuelve a poner la carne dorada en la olla y añade el chile en polvo, el comino molido, el pimentón, el orégano seco, la pimienta de cayena, los tomates cortados en dados y las alubias rojas. Remueve los ingredientes para integrarlos.
5. Reduce el fuego a bajo y deja que el chili hierva a fuego lento durante unos 20-25 minutos para que los sabores se mezclen.
6. Mientras el chili se cuece a fuego lento, prepara la salsa de aguacate mezclando en un bol el aguacate cortado en dados, el cilantro fresco picado y el jugo de lima.
7. Sirve el chili de ternera sobre arroz integral cocido y cúbrelo con la salsa de aguacate para una comida sana y satisfactoria.

## *Estofado de ternera magra y verduras (fácil)*

**Tiempo:** 2 hours  
**Porción:** 4 porciones

**Tiempo de preparación:** 15 min  
**Tiempo de cocción:** 1 hour 45 min

**Información nutricional:** Calorías: 320    Carbo: 20 g    Grasa: 12 g    Proteínas: 30 g

### Ingredientes:

☐ 450 g de carne magra de ternera para estofado, cortada en trozos del tamaño de un bocado
☐ 1 cucharada de aceite de oliva
☐ 1 cebolla picada
☐ 2 zanahorias peladas y picadas
☐ 2 tallos de apio picados
☐ 2 dientes de ajo, picados
☐ 4 tazas de caldo de carne bajo en sodio
☐ 1 taza de tomates cortados en dados (enlatados o frescos)
☐ 1 taza de alubias verdes picadas
☐ 1 taza de patatas troceadas (dulces o normales)
☐ 1 taza de calabaza butternut picada
☐ 1 cucharadita de romero seco
☐ 1 cucharadita de tomillo seco
☐ sal y pimienta a gusto

### Instrucciones:

1. Calienta el aceite de oliva en una olla grande a fuego medio. Añade la cebolla, las zanahorias y el apio picados y cocínalos, removiendo de vez en cuando, durante aproximadamente 5 minutos hasta que empiecen a estar tiernos.
2. Añade el ajo picado y la carne de ternera a la olla. Cocina la mezcla hasta que la carne esté dorada por todos los lados.
3. Vierte el caldo de carne y los tomates cortados en dados y, a continuación, añade el tomillo seco y el romero seco. Sazona el caldo con sal y pimienta a gusto.
4. Lleva el guiso a fuego lento y déjalo cocer, tapado, durante 1 hora aproximadamente, para que los sabores se integren y la carne se ablande.
5. Añade las alubias verdes troceadas, las patatas troceadas y la calabaza troceada al guiso. Dejar cocer a fuego lento durante 30-45 minutos más hasta que las verduras estén tiernas.
6. Prueba el plato y ajusta la sazón a tu gusto o según sea necesario.
7. Sirve el saludable estofado de ternera y verduras caliente y ¡disfrútalo!

## *Brochetas de ternera y verduras Teriyaki (Fácil)*

**Tiempo:** 30 min                    **Tiempo de preparación:** 15 min
**Porción:** 2 porciones               **Marinating Time:** 15 min

**Información nutricional:**      Calorías: 340     Carbo: 15 g     Grasa: 12 g     Proteínas: 40 g

### Ingredientes:

☐ 450 g de solomillo de ternera cortado en dados
☐ 1/4 taza de salsa teriyaki
☐ 1 cucharada de salsa de soja
☐ 1 cucharada de miel
☐ 1 cucharadita de ajo picado
☐ 1 cucharadita de jengibre rallado
☐ 1/2 taza de trozos de pimiento morrón (de cualquier color)
☐ 1/2 taza de cebolla morada en trozos
☐ 1/2 taza de trozos de calabacín
☐ 1/2 taza de piña en trozos
☐ sal y pimienta a gusto

### Instrucciones:

1. En un bol, bate la salsa teriyaki, la salsa de soja, la miel, el ajo picado y el jengibre rallado para hacer la marinada.
2. Coloca los dados de ternera en una bolsa de plástico con cierre hermético y vierte la marinada sobre ellos. Cierra la bolsa y métela en el frigorífico durante unos 15 minutos.
3. Calienta previamente la plancha, parrilla o la sartén en la que cocinarás a temperatura media-alta.
4. Ensarta en los pinchos de borchette los dados de ternera marinada, los trozos de pimiento, los trozos de cebolla morada, los trozos de calabacín y los trozos de piña en las brochetas, alternando los ingredientes.
5. Sazona las brochetas con sal y pimienta.
6. Cocina las brochetas en la parrilla durante unos 8-10 minutos, dándoles la vuelta de vez en cuando, hasta que la carne alcance el nivel de cocción que prefieras y las verduras se doren ligeramente.
7. Sírvelas recién sacadas de la parrilla ¡y disfrútalas!

## *Bulgogi coreano de carne picada (fácil)*

**Tiempo:** 30 min
**Porción:** 2 porciones

**Tiempo de preparación:** 15 min
**Tiempo de cocción:** 15 min

**Información nutricional:**   Calorías: 320   Carbo: 20 g   Grasa: 18 g   Proteínas: 20 g

### Ingredientes:

☐ 450 g de carne picada
☐ 2 cucharadas de salsa de soja
☐ 1 cucharada de aceite de sésamo
☐ 1 cucharada de azúcar moreno
☐ 1 cucharadita de ajo picado
☐ 1/2 cucharadita de jengibre rallado
☐ 1/4 cucharadita de pimienta negra
☐ 1/4 taza de cebollas de verdeo picadas
☐ 1 cucharada de semillas de sésamo tostadas
☐ verduras salteadas o arroz integral, para acompañar

### Instrucciones:

1. En un bol, mezcla la salsa de soja, el aceite de sésamo, el azúcar moreno, el ajo picado, el jengibre rallado y la pimienta negra para hacer el adobo.
2. En una sartén, dora la carne picada a fuego medio hasta que esté totalmente hecha. Escurre el exceso de grasa.
3. Añade la marinada a la carne picada cocida en la sartén. Saltea la mezcla durante unos minutos hasta que la carne esté cubierta y los sabores se hayan integrado.
4. Sirve la carne picada bulgogi sobre arroz integral cocido o verduras salteadas.
5. Para terminar, decora el plato con cebollas de verdeo picadas y semillas de sésamo tostadas.

## *Ternera estofada con jengibre (Fácil)*

**Tiempo:** 2 horas  
**Porción:** 2 porciones

**Tiempo de preparación:** 15 min  
**Tiempo de cocción:** 1 hora 45 min

**Información nutricional:** Calorías: 420   Carbo: 20 g   Grasa: 20 g   Proteínas: 38 g

**Ingredientes:**
- 450 g de carne de ternera, cortada en dados
- 1 cucharada de aceite vegetal
- 1/4 taza de cebolla picada
- 1 cucharada de jengibre picado
- 2 dientes de ajo picados
- 2 tazas de caldo de carne
- 2 cucharadas de salsa de soja baja en sodio
- 1 cucharada de salsa hoisin
- 1 cucharada de vinagre de arroz
- 1 cucharadita de miel
- 1/2 cucharadita de polvo de cinco especias
- 1/2 taza de zanahorias en rodajas
- 1/2 taza de apio en rodajas
- 1/2 taza de pimientos en rodajas (de cualquier color)
- cebollas de verdeo cortadas en rodajas, para decorar
- quínoa cocida, para acompañar

**Instrucciones:**
1. En una cacerola u olla grande, calentar el aceite vegetal a fuego medio-alto.
2. Añadir la carne de ternera cortada en cubos a la olla y dorar la carne por todos los lados. Retirar la carne de la olla y reservar.
3. En la misma olla, añadir la cebolla picada, el jengibre picado y el ajo picado. Saltear los ingredientes durante unos 2-3 minutos hasta que estén fragantes.
4. Incorporar nuevamente la carne dorada en la olla y añadir el caldo de carne, la salsa de soja baja en sodio, la salsa hoisin, el vinagre de arroz, la miel y las cinco especias en polvo. Remover la mezcla para integrarla bien.
5. Tapar la olla y dejar que la mezcla hierva a fuego lento. Bajar el fuego y dejar cocer a fuego lento durante 1 hora y 30 minutos o hasta que la carne esté tierna.
6. Añadir a la olla las zanahorias en rodajas, el apio en rodajas y los pimientos en rodajas. Continuar cocinando a fuego lento durante 10-15 minutos más hasta que las verduras estén tiernas.
7. Servir la ternera estofada con jengibre y ¡a disfrutar!
8. Decora el plato con cebollas de verdeo cortadas en rodajas para darle más sabor y color.

## *Albóndigas especiadas marroquíes con fideos de zucchini (Intermedio)*

**Tiempo:** 40 min
**Porción:** 2 porciones

**Tiempo de preparación:** 15 min
**Tiempo de cocción:** 25 min

**Información nutricional:** Calorías: 380    Carbo: 25 g    Grasa: 20 g    Proteínas: 25 g

### Ingredientes:
**Para las albóndigas con especias marroquíes:**
- 450 g de carne picada magra
- 1/4 taza de pan rallado
- 1/4 taza de cilantro fresco picado
- 1/4 taza de menta fresca picada
- 1 huevo
- cucharadita de comino molido
- 1 cucharadita de cilantro molido
- 1/2 cucharadita de canela molida
- 1/4 cucharadita de jengibre molido
- sal y pimienta a gusto

**Para los fideos de zucchini:**
- 2 zucchini medianos, cortados en espiral
- 1 cucharada de aceite de oliva

**Para Servir:**
- 1 taza de salsa de tomate con especias marroquíes (harissa, comino, pimentón, etc.)
- perejil y menta frescos picados, para adornar

### Instrucciones:
1. Precalentar el horno a 190 °C (375 °F).
2. En un bol, mezclar la carne picada magra, el pan rallado, el cilantro fresco picado, la menta fresca picada, el huevo, el comino molido, el cilantro molido, la canela molida, el jengibre molido, la sal y la pimienta. Formar las albóndigas con la mezcla.
3. Colocar las albóndigas en una bandeja de horno forrada con papel para hornear. Hornear las albóndigas en el horno precalentado durante unos 20-25 minutos o hasta que estén bien cocidas y doradas.
4. Mientras se hornean las albóndigas, espiralizar los zucchinis en fideos utilizando un espiralizador.
5. En una sartén, calentar el aceite de oliva a fuego medio. A continuación, añadir los fideos de calabacín y cocinarlos durante unos 2-3 minutos hasta que estén ligeramente tiernos.
6. Calentar la salsa de tomate con especias marroquíes en una olla aparte.
7. Servir las albóndigas con especias marroquíes sobre los fideos de zucchini salteados.
8. Verter la salsa de tomate caliente con especias marroquíes sobre las albóndigas y los fideos de calabacín.
9. Decorar el plato con perejil y menta frescos picados y ¡a disfrutar!

## *Filete de res con tabulé de trigo sarraceno (Intermedio)*

| | |
|---|---|
| **Tiempo:** 40 min | **Tiempo de preparación:** 15 min |
| **Porción:** 2 porciones | **Tiempo de cocción:** 25 min |

**Información nutricional:**    Calorías: 360    Carbo: 30 g    Grasa: 15 g    Proteínas: 28 g

### Ingredientes:

- ☐ 450 g de punta de paleta
- ☐ 1 cucharadita de aceite de oliva
- ☐ sal y pimienta al gusto
- ☐ 1 taza de trigo sarraceno cocido
- ☐ 1 taza de pepino cortado en dados
- ☐ 1/2 taza de tomates cortados en dados
- ☐ 1/4 taza de perejil fresco picado
- ☐ 1/4 taza de menta fresca picada
- ☐ 2 cucharadas de jugo de limón
- ☐ 1 cucharada de aceite de oliva virgen extra

### Instrucciones:

1. Antes de asar, prepara la parrilla o la sartén o plancha precalentándola a fuego medio-alto.
2. Unta el filete de paleta con aceite de oliva y sazónalo con sal y pimienta.
3. Cocina el filete en la parrilla o plancha durante aproximadamente 4-5 minutos, por cada lado, para lograr un nivel de cocción medio, o ajusta el tiempo en función de tus preferencias en cuanto al nivel de cocción.
4. Retira el filete de la parrilla y déjalo reposar un poco antes de cortarlo en rodajas.
5. En un bol, mezcla el trigo sarraceno cocido, el pepino cortado en dados, los tomates cortados en dados, el perejil fresco picado, la menta fresca picada, el jugo de limón y el aceite de oliva virgen extra. Mezcla los ingredientes para integrarlos.
6. Sirve el filete en rodajas sobre un lecho de tabulé de pepino y trigo sarraceno.

## *Ternera a la boloñesa (Intermedio)*

**Tiempo:** 45 mins          **Tiempo de preparación:** 15 min
**Porción:** 2 porciones          **Tiempo de cocción:** 30 min

**Información nutricional:**     Calorías: 380     Carbo: 30 g     Grasa: 18 g     Proteínas: 25 g

### Ingredientes:

☐ 230 g de carne picada
☐ 1 taza de tomates cortados en dados (enlatados o frescos)
☐ 1/2 taza de zanahorias cortadas en dados
☐ 1/2 taza de pimientos morrones cortados en cubitos (de cualquier color)
☐ 1/2 taza de calabacín cortado en dados
☐ 1/4 taza de cebolla cortada en dados
☐ 2 cucharadas de pasta de tomate
☐ 1 cucharadita de orégano seco
☐ 1/2 cucharadita de albahaca seca
☐ 1/2 cucharadita de ajo en polvo
☐ sal y pimienta a gusto
☐ 1 taza de pasta integral cocida
☐ queso parmesano rallado, para servir

### Instrucciones:

1. En una sartén, dora la carne picada a fuego medio hasta que esté totalmente cocida. Escurre el exceso de grasa.
2. Añade a la sartén los tomates cortados en dados, las zanahorias cortadas en dados, los pimientos cortados en dados, los calabacines cortados en dados, la cebolla cortada en dados, la pasta de tomate, el orégano seco, la albahaca seca, el ajo en polvo, la sal y la pimienta. Remueve las verduras y los condimentos para integrarlos.
3. Cocina la mezcla a fuego lento durante unos 20-25 minutos, para que los sabores se integren y las verduras se ablanden.
4. Sirve la salsa boloñesa de ternera sobre pasta integral cocida.
5. Añade una pizca de queso parmesano rallado para realzar los sabores ¡y saborea el plato!

Las recetas anteriores han sido perfeccionadas de las cocinas de Paul Merrett (2010), Good Food team (2010), 40aprons (s.f.), "Beef Burrito Bowls" (2020), Buenfeld (2014), Debbie Major (2014), Cook (s.f.-a), sheilago7 (2023), bdweld (2022), Good Food team (2011c), Mike Riviello (2021), Lisa (2022) y Miriam Nice (s.f.).

# Recetas de aperitivos saludables

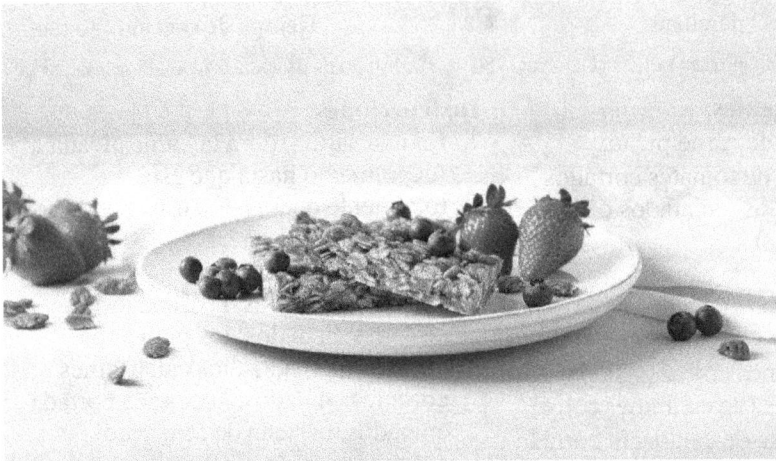

## *Barritas de granola caseras (Intermedio)*

**Tiempo:** 30 min
**Porción:** 8 barritas

**Tiempo de preparación:** 15 min
**Tiempo de cocción:** 15 min

| Información nutricional: | Calorías: 200 | Carbo: 25 g | Grasa: 9 g | Proteínas: 5 g |
|---|---|---|---|---|

### Ingredientes:

- ☐ 1 1/2 tazas de copos de avena arrollada
- ☐ 1/2 taza de frutos secos picados (almendras, nueces, etc.)
- ☐ 1/2 taza de frutos secos (pasas, arándanos, etc.)
- ☐ 1/4 taza de miel
- ☐ 1/4 taza de mantequilla de frutos secos (cacahuetes, almendras, etc.)
- ☐ 1 cucharadita de extracto de vainilla

### Instrucciones:

1. Antes de comenzar, precalienta tu horno a 175 °C (350 °F) y prepara una fuente para hornear forrándola con papel para horno.
2. Mezcla la avena arrollada, las nueces picadas y los frutos secos en un bol espacioso.
3. En una olla pequeña, calienta la miel y la mantequilla de frutos secos a fuego lento hasta que la mezcla quede homogénea. Retira la mezcla del fuego y añade el extracto de vainilla.
4. Vierte la mezcla de miel y mantequilla de frutos secos sobre la mezcla de avena e intégralos bien.
5. Presiona la mezcla firmemente en el molde para hornear.

154

6. Hornea la capa de granola prensada durante unos 15 minutos o hasta que los bordes se doren.
7. Deja enfriar bien la granola antes de cortarla en barritas individuales.

## *Frutos secos especiados (Fácil)*

**Tiempo:** 15 min
**Porción:** 1 porción

**Tiempo de preparación:** 5 min
**Tiempo de cocción:** 10 min

**Información nutricional:** Calorías: 200   Carbo: 6 g   Grasa: 18 g   Proteínas: 5 g

### Ingredientes:
☐ 1 taza de frutos secos variados (almendras, nueces, avellanas, etc.)
☐ 1 cucharada de aceite de oliva
☐ 1/2 cucharadita de comino molido
☐ 1/4 cucharadita de pimentón molido
☐ 1/4 cucharadita de canela molida
☐ pizca de pimienta de cayena (ajustar al gusto)
☐ sal a gusto

### Instrucciones:
1. Precalienta el horno a 175 °C (350 °F).
2. En un bol, incorpora los frutos secos mezclados con el aceite de oliva uniformemente.
3. Añade comino molido, pimentón molido, canela molida, pimienta de cayena y sal a los frutos secos engrasados. Mezcla bien los ingredientes para asegurarte de que los frutos secos queden bien cubiertos con la mezcla de especias.
4. Esparce los frutos especiados en una bandeja de horno en una sola capa.
5. Hornea los frutos en el horno precalentado durante unos 10 minutos o hasta que estén tostados y fragantes. Asegúrate de remover los frutos una o dos veces mientras se hornean para evitar que se quemen.
6. Saca los frutos secos del horno y deja que se enfríen antes de disfrutar de este delicioso y sabroso aperitivo.

155

## *Semillas de calabaza tostadas (Fácil)*

| **Tiempo:** 45 min | **Tiempo de preparación:** 5 min |
| --- | --- |
| **Porción:** 1 porción | **Tiempo de cocción:** 40 min |

| **Información nutricional:** | Calorías: 160 | Carbo: 5 g | Grasa: 14 g | Proteínas: 7 g |
| --- | --- | --- | --- | --- |

**Ingredientes:**
- ☐ 1 cucharadita de aceite de oliva
- ☐ 1/2 taza de semillas de calabaza, limpias y secas
- ☐ sal y condimentos de tu elección (pimentón, ajo en polvo, pimienta de cayena, etc.)

**Instrucciones:**
1. Antes de empezar, calienta el horno a 150 °C (300 °F) y cubre una bandeja para hornear con papel para horno.
2. Mezcla las semillas de calabaza con aceite de oliva y el condimento de tu elección en un bol.
3. Esparce las semillas de calabaza aceitadas y sazonadas en la bandeja para hornear preparada de modo que forme una sola capa.
4. Hornéalas durante unos 35-40 minutos o hasta que estén crujientes y doradas.
5. Deja enfriar las pipas de calabaza tostadas antes de empezar a picar.

## *Popcorn de espirulina (Fácil)*

| **Tiempo:** 10 min | **Tiempo de preparación:** 5 min |
| --- | --- |
| **Porción:** 2 porciones | **Tiempo de cocción:** 5 min |

| **Información nutricional:** | Calorías: 120 | Carbo: 20 g | Grasa: 4 g | Proteínas: 2 g |
| --- | --- | --- | --- | --- |

**Ingredientes:**
- ☐ 1/3 taza de granos de palomitas de maíz
- ☐ 2 cucharadas de aceite de coco
- ☐ 1 cucharadita de espirulina en polvo
- ☐ 1/2 cucharadita de sal marina

**Instrucciones:**
1. Coloca una olla grande a fuego medio y agrega el aceite de coco junto con unos granos de palomitas de maíz.
2. Una vez que estallen los granos de prueba, añade los granos de palomitas restantes y cubre la olla con una tapa.
3. Agita la olla de vez en cuando para evitar que se quemen los granos.
4. Cuando las palomitas estallen, retira la olla del fuego y déjala reposar

156

durante un minuto para asegurarte de que todos los granos hayan estallado.

5. En un bol pequeño, mezcla el polvo de espirulina con una cucharadita de agua para crear una pasta.
6. Rocía la pasta de espirulina sobre las palomitas reventadas y espolvoréalas inmediatamente con sal marina.
7. Vuelve a tapar la olla y agítala enérgicamente para distribuir uniformemente la espirulina y la sal.
8. Transfiere las palomitas de maíz sazonadas a un bol para servirlas y ¡saboréalas!

## *Chips de Kale Crujientes (Fácil)*

**Tiempo:** 20 min  
**Porción:** 1 porción

**Tiempo de preparación:** 10 min  
**Tiempo de cocción:** 10 min

**Información nutricional:** Calorías: 100    Carbo: 10 g    Grasa: 6 g    Proteínas: 4 g

### Ingredientes:
☐ 1 cucharadita de aceite de oliva  
☐ 1 taza de hojas de kale, lavadas y secas  
☐ sal y pimienta a gusto

### Instrucciones:
1. Antes de comenzar, calienta tu horno a 175 °C (350 °F) y prepara una bandeja para hornear cubriéndola con papel para horno.
2. Quita los tallos más duros de las hojas de kale y rómpelas en trozos pequeños aptos para morder.
3. En un bol, mezcla las hojas de kale con aceite de oliva, sal y pimienta.
4. Coloca el kale en una sola capa sobre la bandeja de horno forrada.
5. Hornea el kale durante unos 8-10 minutos o hasta que los bordes estén crujientes.
6. Deja enfriar antes de disfrutar.

## *Chips de batata al horno (Fácil)*

**Tiempo:** 40 min
**Porción:** 1 porción

**Tiempo de preparación:** 10 min
**Tiempo de cocción:** 30 min

| Información nutricional: | Calorías: 120 | Carbo: 28 g | Grasa: 1 g | Proteínas: 2 g |
| --- | --- | --- | --- | --- |

### Ingredientes:

☐ 1 batata mediana, lavada y cepillada
☐ 1/4 cucharadita de cebolla en polvo
☐ 1/2 cucharadita de pimentón
☐ 1/4 cucharadita de ajo en polvo
☐ 1 cucharada de aceite de oliva
☐ sal a gusto

### Instrucciones:

1. Antes de comenzar, calienta tu horno a 375 °F (190 °C) y prepara una bandeja para hornear cubriéndola con papel para horno.
2. Con un cuchillo afilado o una mandolina, corta finamente la batata en rodajas.
3. En un bol, mezcla las rodajas de batata con aceite de oliva, pimentón, ajo en polvo, cebolla en polvo y una pizca de sal. Asegúrate de que las rodajas estén bien cubiertas.
4. Coloca las rodajas de batata en una sola capa en la bandeja para hornear preparada sin superponerlas.
5. Hornea las batatas en el horno precalentado durante unos 20-25 minutos. A continuación, voltea las rodajas y continúa horneando durante otros 5-10 minutos hasta que las batatas estén crujientes y doradas.
6. Vigílalas de cerca durante los últimos minutos para evitar que se quemen.
7. Una vez hechas, saca los chips de batata del horno y déjalos enfriar en la bandeja durante unos minutos para que queden más crujientes.
8. ¡Disfruta de los chips de batata al horno como un delicioso y saludable snak!

## *Guacamole y endivias (Fácil)*

**Tiempo:** 10 min                    **Tiempo de preparación:** 10 min
**Porción:** 1 porción

| Información nutricional: | Calorías: 180 | Carbo: 10 g | Grasa: 15 g | Proteínas: 2 g |
| --- | --- | --- | --- | --- |

### Ingredientes:

- 1 aguacate maduro, pelado y sin hueso
- 1/4 taza de tomate cortado en dados
- 2 cucharadas de cebolla morada picada
- 1 cucharada de cilantro fresco picado
- 1 cucharada de jugo de lima
- sal y pimienta a gusto
- 1-2 endivias, para mojar

### Instrucciones:

1. En un bol, usa un tenedor para realizar un puré suave con el aguacate.
2. Añade al bol el tomate en dados, la cebolla morada en dados, el cilantro fresco picado y el jugo de lima, y mézclalo todo bien.
3. Sazona la mezcla con sal y pimienta a gusto.
4. Sirve el guacamole con endivias, chips de tortilla integrales o palitos de verduras para mojar.

## *Cuadraditos de avena y pistacho (Intermedio)*

**Tiempo:** 30 min                    **Tiempo de preparación:** 15 min
**Porción:** 8 cuadrados                    **Tiempo de cocción:** 15 min

| Información nutricional: | Calorías: 220 | Carbo: 25 g | Grasa: 12 g | Proteínas: 5 g |
| --- | --- | --- | --- | --- |

### Ingredientes:

- 1 taza de copos de avena
- 1/2 taza de pistachos sin cáscara, picados
- 1/4 taza de miel
- 1/4 taza de mantequilla de frutos secos (almendras, cajú, etc.)
- 1 cucharadita de extracto de vainilla

### Instrucciones:

1. Antes de empezar, calienta el horno a 175 °C (350 °F) y prepara una fuente de horno cubriéndola con papel para horno.
2. En un procesador de alimentos, bate los copos de avena hasta que estén molidos gruesos.
3. En un bol, mezcla la avena molida y los pistachos picados.
4. En una cacerola pequeña, calienta la miel y la mantequilla de frutos secos a fuego lento hasta que quede suave. Retira la mezcla del fuego e incorpora el extracto de vainilla.

159

5. Vierte la mezcla de miel y mantequilla de frutos secos sobre la mezcla de avena y pistachos. Integra bien todos los ingredientes.
6. Presiona la mezcla firmemente en el molde para hornear el preparado.
7. Hornea la mezcla durante unos 15 minutos o hasta que los bordes hayan adquirido un color marrón dorado.
8. Deja enfriar completamente la mezcla de avena y pistachos antes de cortarla en cuadrados.

## Magdalenas de frittata de vegetales (Fácil)

**Tiempo:** 35 min
**Porción:** 6 magdalenas

**Tiempo de preparación:** 15 min
**Tiempo de cocción:** 20 min

| Información nutricional: | Calorías: 150 | Carbo: 10 g | Grasa: 9 g | Proteínas: 8 g |
|---|---|---|---|---|

### Ingredientes:
☐ 4 huevos grandes
☐ 1/4 taza de queso rallado (cheddar, mozzarella, etc.)
☐ 1/2 taza de verduras cortadas en dados (pimientos, espinacas, tomates, etc.)
☐ 1/4 taza de leche de tu elección
☐ sal y pimienta a gusto

### Instrucciones:
1. Precalienta el horno a 175 °C (350 °F) y engrasa un molde para magdalenas.
2. En un bol, mezcla bien los huevos y la leche hasta que estén completamente integrados.
3. Incorpora las verduras cortadas en dados y el queso rallado y sazónalos con sal y pimienta.
4. Distribuye uniformemente la mezcla en cada molde para magdalenas.
5. Hornea las magdalenas de frittata durante unos 15-20 minutos o hasta que estén cuajados y ligeramente dorados por encima.
6. Deja enfriar un poco las magdalenas antes de sacarlas del molde.

160

## *Rollitos de verano con aguacate (Intermedio)*

**Tiempo:** 30 min        **Tiempo de preparación:** 20 min
**Porción:** 4 rollitos        **Tiempo de cocción:** 10 min

**Información nutricional:**    Calorías: 180    Carbo: 22 g    Grasa: 8 g    Proteínas: 5 g

**Ingredientes:**

- 4 hojas de papel de arroz
- 1 aguacate en rodajas
- 1/2 taza de fideos vermicelli de arroz cocidos
- 1/4 taza de zanahorias ralladas
- 1/4 de taza de pepino en rodajas
- 1/4 de taza de pimientos en rodajas
- 1/4 de taza de hojas frescas de cilantro
- 1/4 de taza de hojas de menta fresca

**Instrucciones:**

1. Prepara un recipiente poco profundo con agua tibia.
2. Sumerge una hoja de papel de arroz en el agua tibia durante unos segundos hasta que se vuelva flexible.
3. Coloca el papel de arroz ablandado sobre una superficie limpia y plana.
4. Coloca rodajas de aguacate, fideos vermicelli de arroz cocidos, zanahorias ralladas, pepino en rodajas, pimientos en rodajas, hojas de menta fresca y hojas de cilantro fresco en el centro del papel de arroz.
5. Dobla los lados del papel de arroz sobre el relleno y, a continuación, enrolla el papel firmemente desde abajo hacia arriba para formar un rollito de verano.
6. Continúa el procedimiento con las hojas de papel de arroz restantes y el resto de los ingredientes y ¡a disfrutar!
7. Sirve los rollitos de verano con aguacate con tu salsa favorita.

Las recetas anteriores han sido perfeccionadas de las cocinas de Donofrio (s.f.-c), "Sweet-N-Spicy Nuts" (2015), Donofrio (s.f.-f), Sharon123 (s.f.), Michelle Doll (2023), Lauren Miyashiro (2022), Desmazery (2009) y Donofrio (s.f.-d; s.f.-e; s.f.-a).

161

# Recetas de postres

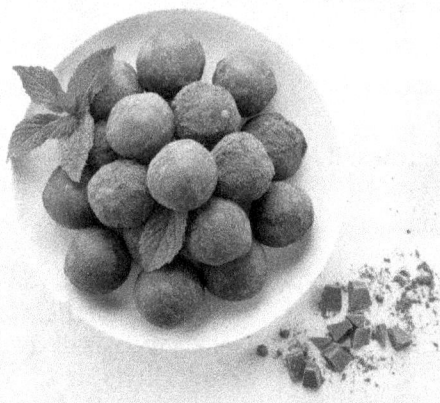

## *Trufas de chocolate con aguacate (Intermedio)*

**Tiempo:** 1 hora 30 min
**Porción:** 12 trufas

**Tiempo de preparación:** 20 min
**Tiempo de enfriamiento:** 1 hora 10 min

| Información nutricional: | Calorías: 80 | Carbo: 6 g | Grasa: 6 g | Proteínas: 2 g |
| --- | --- | --- | --- | --- |

### Ingredientes:
- 1 aguacate maduro
- 1/4 taza de cacao en polvo sin azúcar
- 2 cucharadas de eritritol en polvo o stevia
- 1/2 cucharadita de extracto de vainilla
- una pizca de sal
- 1/4 taza de trocitos de chocolate negro derretidos (para la cobertura)

### Instrucciones:
1. Corta el aguacate maduro por la mitad, retira el hueso y vierte la pulpa en un bol.
2. Tritura el aguacate hasta que quede suave y cremoso.
3. Incorpora el cacao en polvo sin azúcar, el eritritol en polvo o la stevia, el extracto de vainilla y una pizca de sal hasta que estén bien integrados.
4. Coloca la mezcla en el refrigerador para enfriar durante unos 30 minutos.
5. Una vez fría, utiliza las manos para dar forma a la mezcla en pequeñas bolas de trufa.
6. Coloca las bolas de trufa en una bandeja forrada con papel pergamino

y congélalas durante unos 20-30 minutos para que se endurezcan.

7. Mientras tanto, derrite los trocitos de chocolate negro en el microondas o a baño maría.

8. Sumerge las trufas de aguacate enfriadas en el chocolate derretido para cubrirlas uniformemente.

9. Vuelve a colocar las trufas recubiertas en la bandeja forrada con papel manteca y refrigéralas durante otros 20-30 minutos para que se cuajen.

10. Una vez que la cobertura de chocolate esté firme, las trufas de chocolate con aguacate estarán listas para ser disfrutadas como una delicia rica y cremosa.

## *Galletas de chocolate negro y nueces (Fácil)*

**Tiempo:** 25 min
**Porción:** 12 galletas

**Tiempo de preparación:** 10 min
**Tiempo de horneado:** 15 min

**Información nutricional:**    Calorías: 50    Carbo: 4 g    Grasa: 4 g    Proteínas: 1 g

**Ingredientes:**

☐ 1/2 taza de trocitos de chocolate negro (70% de cacao o más)

☐ 1/4 taza de nueces de pecán picadas

☐ 1/2 cucharadita de aceite de coco

☐ una pizca de sal marina

**Instrucciones:**

1. Antes de empezar, calienta el horno a 325 °F (160 °C) y prepara una bandeja para hornear cubriéndola con papel pergamino.

2. En un bol apto para microondas, derrite los trocitos de chocolate negro y el aceite de coco en intervalos de 20 segundos, removiendo entre cada intervalo, hasta que queden cremosos.

3. Deja caer cucharadas de chocolate derretido sobre la bandeja para hornear preparada creando redondeles finos.

4. Espolvorea las nueces de pacán picadas sobre los redondeles de

163

chocolate y presiona ligeramente sobre el chocolate.

5. Esparce suavemente una pequeña cantidad de sal marina sobre las galletas.
6. Hornea las galletas en el horno precalentado durante unos 10-15 minutos o hasta que el chocolate esté cuajado.
7. Deja enfriar completamente las galletas antes de retirarlas del papel de horno.
8. Una vez frías, las galletas de chocolate negro y nueces están listas para ser disfrutadas como un delicioso y satisfactorio manjar.

## *Mousse de chocolate baja en carbohidratos (fácil)*

| | |
|---|---|
| **Tiempo:** 15 min | **Tiempo de preparación:** 10 min |
| **Porción:** 2 porciones | **Tiempo de enfriamiento:** 5 min |

| Información nutricional: | Calorías: 120 | Carbo: 8 g | Grasa: 8 g | Proteínas: 5 g |
|---|---|---|---|---|

**Ingredientes:**

☐ 1 aguacate maduro
☐ 2 cucharadas de cacao en polvo sin azúcar
☐ 2 cucharadas de leche de almendras (sin azúcar)
☐ 2 cucharadas de eritritol en polvo o stevia (ajustar al gusto)
☐ 1 cucharadita de extracto de vainilla
☐ una pizca de sal
☐ Coberturas opcionales: chocolate negro rallado, frutos del bosque frescos, nueces picadas, etc.

**Instrucciones:**

1. Toma el aguacate maduro, pártelo por la mitad, quita el hueso y pasa la pulpa a una batidora o robot de cocina.
2. Añade a la batidora cacao en polvo sin azúcar, leche de almendras, eritritol o stevia en polvo, extracto de vainilla y una pizca de sal.
3. Licúa los ingredientes a velocidad alta hasta que todos los ingredientes estén integrados y cremosos, raspando los lados si es necesario.
4. Prueba la mezcla y ajusta el dulzor si es necesario.
5. Refrigera la mousse durante unos 5 minutos para que se enfríe y se endurezca.

164

6. Una vez fría, reparte la mousse de chocolate en tazas o cuencos para servir.
7. Antes de servir, puedes añadir ingredientes opcionales como chocolate negro rallado, frutos del bosque frescos o nueces picadas para añadir textura y sabor.
8. ¡Disfruta de tu deliciosa y saludable mousse de chocolate baja en carbohidratos!

## *Helado de plátano congelado (Fácil)*

**Tiempo:** 5 min        **Tiempo de preparación:** 5 min
**Porción:** 1 porción      **Tiempo de congelación:** 3 horas

**Información nutricional:**    Calorías: 120    Carbo: 30 g    Grasa: 0 g    Proteínas: 1 g

### Ingredientes:

☐ 2 plátanos maduros, cortados en rodajas y congelados
☐ 1 cucharada de cacao en polvo sin azúcar
☐ 1/2 cucharadita de extracto de vainilla
☐ Coberturas opcionales: nueces picadas, copos de coco, frutos del bosque frescos, etc.

### Instrucciones:

1. Junta y pon tus rodajas de plátano congeladas en un procesador de alimentos o licuadora.
2. Añade cacao en polvo sin azúcar y extracto de vainilla a las rodajas de plátano congeladas.
3. Licúa a velocidad alta hasta que la mezcla se vuelva suave y lo suficientemente cremosa como para que se asemeje a un helado.
4. Es posible que tengas que parar y raspar los lados del procesador o licuadora para asegurarte una mezcla uniforme.
5. Sirve el helado de plátano congelado inmediatamente para una textura suave o transfiérelo a un recipiente y congélalo durante unas 2-3 horas para una textura más firme.
6. Al servirlo, puedes espolvorear nueces picadas, copos de coco o frutos rojos por encima para darle más sabor y un toque crujiente.

165

7. Disfruta de tu helado de plátano sin culpa como un postre refrescante y saciante, ¡que sabe muy bien en un caluroso día de verano! ¡Incluso combina muy bien con algunos de los otros postres de esta sección!

## *Ensalada de frutas asadas con miel (Fácil)*

**Tiempo:** 30 min      **Tiempo de preparación:** 10 min
**Porción:** 2 porciones      **Tiempo de cocción:** 20 min

| **Información nutricional:** | Calorías: 180 | Carbo: 45 g | Grasa: 0 g | Proteínas: 2 g |
|---|---|---|---|---|

### Ingredientes:

- ☐ 2 tazas de frutas variadas (como frutos del bosque, piña y kiwi) troceadas
- ☐ 1 cucharada de miel
- ☐ 1 cucharadita de jugo de limón
- ☐ 1/2 cucharadita de canela molida
- ☐ una pizca de sal
- ☐ hojas de menta fresca, para decorar

### Instrucciones:

1. Precalienta el horno a 190 °C (375 °F).
2. En un bol, mezcla las frutas variadas troceadas con la miel, el jugo de limón, la canela molida y una pizca de sal.
3. Extiende la mezcla de frutas en una bandeja para hornear forrada con papel para horno usando una espátula.
4. Cocina las frutas en el horno precalentado durante unos 20 minutos o hasta que estén ligeramente caramelizadas y tiernas.
5. Retira del horno y deja enfriar las frutas asadas durante unos minutos.
6. Sirve la ensalada de frutas asadas con miel en cuencos o platos individuales, y decóralos con hojas de menta fresca.

## *Tarta de moras saludable (Intermedio)*

**Tiempo:** 1 hora 15 min  **Tiempo de preparación:** 20 min
**Porción:** 4 porciones  **Tiempo de horneado:** 55 min

**Información nutricional:**  Calorías: 180  Carbo: 25 g  Grasa: 7 g  Proteínas: 4 g

### Ingredientes:

- ☐ 2 tazas de moras frescas o congeladas
- ☐ 1 cucharada de jugo de limón
- ☐ 1/4 taza de miel o jarabe de arce
- ☐ 1 taza de harina de almendras
- ☐ 1/4 taza de harina de coco
- ☐ 1/4 taza de avena
- ☐ 1/4 taza de nueces picadas
- ☐ 1 cucharadita de levadura en polvo
- ☐ 1/2 cucharadita de canela molida
- ☐ una pizca de sal
- ☐ 1/4 taza de leche de almendras sin azúcar
- ☐ 1/4 taza de aceite de coco derretido
- ☐ 1 cucharadita de extracto de vainilla

### Instrucciones:

1. Comienza precalentando el horno a 175 °C (350 °F) y engrasando un molde para hornear.
2. Mezcla las moras con el jugo de limón y la miel o el jarabe de arce en un bol. Transfiere la mezcla de moras a la fuente de horno engrasada.
3. En otro bol, incorpora la harina de almendras, la harina de coco, la avena, las nueces picadas, la levadura en polvo, la canela molida y una pizca de sal.
4. Añade la leche de almendras sin azúcar, el aceite de coco derretido y el extracto de vainilla a los ingredientes secos. Mézclalos hasta que se forme una masa arenosa.
5. Extiende la masa arenosa sobre la mezcla de moras en la fuente de horno.
6. Hornea la mezcla durante unos 50-55 minutos o hasta que la parte superior esté dorada y las moras estén burbujeantes.
7. Deja enfriar ligeramente antes de servir. Sírvela caliente, opcionalmente con una cucharada de yogur griego o una bola de helado de vainilla. ¡También queda delicioso con la receta de helado de plátano mencionada anteriormente!

167

## *Pan de plátano sin remordimientos (Intermedio)*

**Tiempo:** 1 hora 10 min
**Porción:** 1 pan

**Tiempo de preparación:** 15 min
**Tiempo de cocción:** 1 hora 55 min

| Información nutricional: | Calorías: 180 | Carbo: 28 g | Grasa: 6 g | Proteínas: 3 g |
|---|---|---|---|---|

### Ingredientes:

- 2 plátanos maduros, machacados
- 1/4 taza de compota de manzana sin azúcar
- 1/4 taza de miel o jarabe de arce
- 1/4 taza de yogur griego natural
- 1 cucharadita de extracto de vainilla
- 1 taza de harina de trigo integral
- 1/2 taza de copos de avena
- 1 cucharadita de bicarbonato de sodio
- 1/2 cucharadita de canela molida
- 1/4 cucharadita de sal
- 1/4 taza de nueces picadas (opcional)

### Instrucciones:

1. Precalienta el horno a 175 °C (350 °F) y engrasa un molde para pan o una budinera.
2. En un bol, mezclar el puré de plátano, el puré de manzana sin azúcar, la miel o el jarabe de arce, el yogur griego natural y el extracto de vainilla.
3. Mezcla la harina integral, los copos de avena, el bicarbonato, la canela molida y la sal en un bol aparte.
4. Integra los ingredientes húmedos y secos, e incorpora las nueces picadas si optas por usarlas.
5. Vierte la masa en el molde engrasado. Si deseas un acabado más elegante, cúbrelo con rodajas de plátano.
6. Hornea la masa durante unos 50-55 minutos. También puedes comprobar si está listo introduciendo un palillo en el centro y viendo si sale limpio.
7. Deja que el pan de plátano se enfríe dentro del molde durante 10 minutos antes de pasarlo a una rejilla de alambre para que tenga tiempo de enfriarse completamente.

Las recetas anteriores fueron perfeccionadas de las cocinas de Brittany Mullins (2023), Anne Aobadia (s.f.), France Cevallos (2023), Good Food team (2011a), Tom Kime (2002), Taste of Home Editors (2023) y Friona Hunter (s.f.).

# Bebidas y batidos

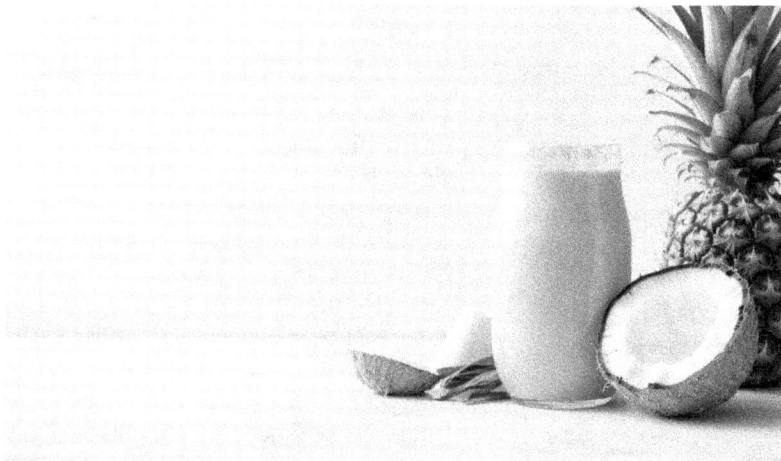

## *Batido verde de piña y coco (fácil)*

**Tiempo:** 5 min          **Tiempo de preparación:** 5 min
**Porción:** 1 batido

**Información nutricional:**     Calorías: 280     Carbo: 40 g     Grasa: 12 g     Proteínas: 6 g

### Ingredientes:
☐ 1 taza de agua de coco
☐ 1/2 taza de trozos de piña fresca
☐ 1/2 plátano congelado
☐ 1 puñado de hojas de espinaca
☐ 2 cucharadas de coco rallado

### Instrucciones:
1. En una licuadora, incorpora el agua de coco, los trozos de piña fresca, el plátano congelado, las hojas de espinaca y el coco rallado.
2. Licúa los ingredientes hasta que la mezcla quede suave y cremosa.
3. Vierte la mezcla en un vaso y saborea las bondades tropicales del batido verde de piña y coco.

## Smoothie de frutos del bosque, chía y menta (Fácil)

**Tiempo:** 5 min                      **Tiempo de preparación:** 5 min
**Porción:** 1 batido

| Información nutricional: | Calorías: 220 | Carbo: 40 g | Grasa: 6 g | Proteínas: 5 g |
|---|---|---|---|---|

### Ingredientes:

☐ 1 taza de leche de almendras sin azúcar

☐ 1/2 taza de frutos del bosque variados (fresas, frambuesas, moras, etc.)

☐ 1/2 plátano congelado

☐ 2 cucharadas de semillas de chía

☐ unas hojas de menta fresca

### Instrucciones:

1. En una licuadora, mezcla la leche de almendras, los frutos del bosque mixtos, el plátano congelado, las semillas de chía y las hojas de menta fresca.
2. Licúa los ingredientes hasta lograr una consistencia suave y cremosa.
3. Vierte la mezcla en un vaso y disfruta del refrescante batido de frutos del bosque, chía y menta!

## Batido de manzana y apio (fácil)

**Tiempo:** 5 min                      **Tiempo de preparación:** 5 min
**Porción:** 1 batido

| Información nutricional: | Calorías: 200 | Carbo: 40 g | Grasa: 2 g | Proteínas: 5 g |
|---|---|---|---|---|

### Ingredientes:

☐ 1 taza de leche de almendras sin azúcar

☐ 1 manzana mediana, sin el centro y picada

☐ 2 tallos de apio picados

☐ 1/2 plátano congelado

☐ 1 cucharada de semillas de chía

☐ 1 cucharadita de miel (opcional)

### Instrucciones:

1. En una licuadora, mezcla la leche de almendras, la manzana picada, el apio picado, el plátano congelado y las semillas de chía.
2. Licúa los ingredientes hasta que queden suaves y cremosos.
3. Vierte la mezcla en un vaso y rocíalo con miel si lo deseas.

## *Limonada espumosa de frutas sin azúcar (Fácil)*

**Tiempo:** 10 min　　　　　　**Tiempo de preparación:** 5 min
**Porción:** 1 porción

**Información nutricional:**　Calorías: 20　Carbo: 5 g　Grasa: 0 g　Proteínas: 0 g

**Ingredientes:**
- 1/2 limón, exprimido
- 1/4 de lima, exprimida
- 1/4 taza de frutos del bosque variados (fresas, frambuesas, arándanos, etc.)
- 1 taza de agua con gas (sin azúcar)
- unas hojas de menta fresca
- cubitos de hielo

**Instrucciones:**
1. En un vaso, machaca los frutos del bosque para que liberen sus sabores y jugos.
2. Exprime el jugo de medio limón y un cuarto de lima en el vaso.
3. Añade unas hojas de menta fresca al vaso para darle un toque refrescante.
4. Llena el vaso con cubitos de hielo a gusto. Añade más frutos del bosque u hojas de menta al vaso para rellenarlo mientras se derriten los cubitos.
5. Vierte el agua con gas en el vaso, removiendo suavemente para combinar los ingredientes.
6. Deja que los sabores se integren durante uno o dos minutos.
7. Decora la bebida con más hojas de menta y una rodaja de limón o lima, si lo deseas, ¡y a disfrutar!

## Kombucha casera (Intermedio)

| Tiempo: variable (*dependiendo del tiempo de fermentación*) | Tiempo de preparación: 30 min |
|---|---|
| Porción: variable | Tiempo de fermentación: 7-21 days |

| Información nutricional: | Calorías: 30 | Carbo: 7 g | Grasa: 0 g | Proteínas: 0 g |
|---|---|---|---|---|

### Ingredientes:

- ☐ 1 cultivo simbiótico de bacterias y levaduras (SCOBY)
- ☐ 1 taza de té de arranque (de un cultivo anterior o de kombucha comprada en la tienda)
- ☐ 4-6 bolsitas de té (té negro o verde)
- ☐ 1 taza de azúcar
- ☐ Agua filtrada

### Instrucciones:

1. Hierve 4 tazas de agua y deja infusionar las bolsitas de té durante unos 10 minutos.
2. Retira las bolsitas de té de las tazas e incorpora el azúcar hasta que se disuelva por completo.
3. Añade 4 tazas de agua fría filtrada a la mezcla de té.
4. Una vez que el té dulce se haya enfriado a temperatura ambiente, pásalo a un tarro de cristal.
5. Coloca el SCOBY y el té de inicio en el tarro.
6. Cubre el tarro con un paño limpio y sujétalo con una goma elástica.
7. Deja fermentar la kombucha en un lugar fresco y oscuro durante 7-21 días, dependiendo del nivel de fermentación que desees.
8. Una vez fermentada, retira el SCOBY y el té de inicio y embotella la kombucha.
9. Refrigera la kombucha embotellada para detener el proceso de fermentación.
10. ¡Sirve la kombucha fría y disfruta de sus beneficios probióticos!

## Elixir detox de vinagre de sidra de manzana (Fácil)

**Tiempo:** 5 min          **Tiempo de preparación:** 5 min
**Porción:** 1 porción

| Información nutricional: | Calorías: 10 | Carbo: 3 g | Grasa: 0 g | Proteínas: 0 g |
|---|---|---|---|---|

**Ingredientes:**
- ☐ 1/2 limón, en rodajas
- ☐ 1/2 lima, en rodajas
- ☐ 1/4 de pepino en rodajas
- ☐ trozo de jengibre de 2,5 cm, cortado en rodajas finas
- ☐ 5-6 hojas de menta fresca
- ☐ 1 cucharada de vinagre de manzana
- ☐ 2 tazas de agua
- ☐ cubitos de hielo (opcional)

**Instrucciones:**
1. En una jarra, mezcla las rodajas de limón, las rodajas de lima, las rodajas de pepino, las rodajas de jengibre y las hojas de menta fresca. Utiliza un mortero para machacar las hojas de menta y liberar su sabor.
2. Añade el vinagre de sidra de manzana a la mezcla.
3. Llena la jarra con 2 tazas de agua. Si lo deseas, añade cubitos de hielo para conseguir una bebida más fresca.
4. Remueve suavemente los ingredientes para integrar uniformemente los sabores.
5. Deja que el elixir detox se infusione durante unos 15-20 minutos a temperatura ambiente, o refrigéralo durante unas horas para intensificar el sabor.
6. Bebe este vigorizante elixir desintoxicante de vinagre de sidra de manzana a lo largo del día para facilitar la digestión y aumentar la hidratación, y disfruta de la armoniosa mezcla de sabores.

## Té desintoxicante de canela y jengibre (fácil)

**Tiempo:** 10 min          **Tiempo de preparación:** 5 min
**Porción:** 1 taza          **Tiempo de cocción:** 5 min

| Información nutricional: | Calorías: 0 | Carbo: 0 g | Grasa: 0 g | Proteínas: 0 g |
|---|---|---|---|---|

**Ingredientes:**
- ☐ 1 rama de canela
- ☐ 1 trozo pequeño de jengibre fresco, cortado en rodajas
- ☐ 1 taza de agua
- ☐ Miel al gusto (opcional)

**Instrucciones:**
1. En una olla pequeña, incorpora la rama de canela, el jengibre en rodajas y el agua.
2. Calienta la mezcla hasta que burbujee vigorosamente, y luego baja el fuego y deja cocer a fuego lento suave durante 5 minutos.
3. Retira la mezcla del fuego, y cuela el té en una taza usando un colador o un filtro de té.
4. Añade miel al gusto.

## *Té desintoxicante refrescante de menta y limón (fácil)*

**Tiempo:** 10 min
**Porción:** 1 taza

**Tiempo de preparación:** 5 min
**Tiempo de infusión:** 5 min

| Información nutricional: | Calorías: 5 | Carbo: 1 g | Grasa: 0 g | Proteínas: 0 g |
|---|---|---|---|---|

**Ingredientes:**
- ☐ 1 taza de agua caliente
- ☐ 1 bolsita de té verde
- ☐ unas hojas de menta fresca
- ☐ 1/2 limón en rodajas
- ☐ 1/4 cucharadita de jengibre rallado (opcional)

**Instrucciones:**
1. Calienta el agua hasta justo antes de que llegue al punto de ebullición, ya sea en el fuego o utilizando un hervidor eléctrico.
2. Coloca una bolsita de té verde en tu taza favorita y vierte con cuidado el agua caliente sobre ella.
3. Deja reposar el té entre 3 y 5 minutos, según la intensidad que prefieras. No dejes reposar más de 5 minutos para evitar un sabor amargo.
4. Añade unas hojas de menta fresca a la taza y exprime el jugo de medio limón en el té. Si lo prefieres, puedes añadir una pequeña cantidad de jengibre rallado.
5. Remueve el té suavemente para integrar todos los sabores.
6. Retira la bolsita de té y cuélalo si es necesario.
7. ¡Disfrútalo caliente como una deliciosa forma de desintoxicación!.

Las recetas anteriores fueron elaboradas por las cocinas de Yvonne Feld (2015), The Prevention Test Kitchen (2021), Jen Hansard (2023), Susan Randall (2021), Sarah Bond (2021), Tiffany (2021), My Persian Kitchen (s.f.) y Tarla Dalal (s.f.).

# 9
# PLAN DE COMIDAS
# PARA 28 DÍAS

Planificar tus comidas con antelación te facilitará el ayuno intermitente y te garantizará el éxito de esta práctica. Un plan de comidas es una guía detallada de lo que una persona o una familia comerá durante un determinado período de tiempo -una semana, un mes, etc.- e incluye recetas específicas.

Un plan de comidas agiliza la compra, reduce el desperdicio de alimentos, ahorra dinero y garantiza una dieta equilibrada y nutritiva. Los planes de comidas son fáciles de crear y adaptar a las necesidades de cada uno. Aquí tienes algunos planes de comidas para empezar que te ayudarán en tu viaje de ayuno intermitente!

# Semana 1

| Día | Desayuno | Almuerzo | Cena | Aperitivos y Postres |
|-----|----------|----------|------|----------------------|
| 1 | Copos de avena con canela y manzana | Ahi Poke Bowl | Chili de ternera con salsa de aguacate | Pan de plátano sin remordimientos |
| 2 | Porridge de quínoa con cardamomo y melocotón | Pescado a la harissa con ensalada de bulgur | Ternera a la boloñesa | Cuadraditos de avena y pistacho |
| 3 | Caldo de huesos de pollo | Arroz con Pollo y Chorizo | Cordero asado al romero | Tarta de moras saludable |
| 4 | Tazón de queso cottage y fruta | Tofu dulce y pegajoso con baby bok choy | Tagine marroquí de mariscos | Kombucha casera |
| 5 | Pudin de semillas de chía | Paella de mariscos | Filete de paleta con tabulé de trigo sarraceno | Magdalenas de frittata de vegetales |
| 6 | Omelette de verduras | Tortilla de caponata vegana | Albóndigas especiadas marroquíes con fideos de zucchini | Barritas de granola caseras |
| 7 | Huevos escalfados y tortilla integral con vegetales | Risotto de quínoa con pesto de rúcula y menta | Chili de ternera con salsa de aguacate | Guacamole y Endivias |

# Semana 2

| Día | Desayuno | Almuerzo | Cena | Aperitivos y Postres |
|---|---|---|---|---|
| 1 | Parfait de Yogur griego | Ensalada crujiente de trigo bulgur | Pollo a la parmesana al horno | Frutos secos especiados |
| 2 | Porridge de avena con plátano al horno | Cuencos de arroz con tofu al estilo Katsu | Trucha asada entera | Ensalada de frutas asadas con miel |
| 3 | Tazón de quínoa | Niçoise de salmón fresco | Fajitas de pollo fáciles | Chips de batata al horno |
| 4 | Tofu a la pimienta | Pizza Rossa con masa integral | Vieiras a la plancha con quínoa al limón y hierbas | Batido verde de piña y coco |
| 5 | Desayuno al horno con aguacate y frijoles | Ahi Poke Bowl | Pechuga de pollo rellena de espinacas y queso feta | Trufas de chocolate con aguacate |
| 6 | Porridge de quínoa con cardamomo y melocotón | Pollo al curry vietnamita y fideos de arroz | Cordero asado al romero | Popcorn de spirulina |
| 7 | Pudin de semillas de chía | Bol de burrito de ternera al chipotle | Chili de ternera con salsa de aguacate | Helado de plátano congelado |

# Semana 3

| Día | Desayuno | Almuerzo | Cena | Aperitivos y Postres |
|---|---|---|---|---|
| 1 | Parfait de Yogur griego | Ensalada de mango con aguacate y frijoles negros | Gambas al limón y ajo | Semillas de calabaza horneadas |
| 2 | Porridge de avena con plátano al horno | Ensalada de remolacha y halloumi con granada y eneldo | Alitas de pollo al horno crujientes | Chips de kale crujiente |
| 3 | Tazón de quínoa | Ensalada mediterránea de quínoa y granada | Salteado de pollo y brócoli | Helado de plátano congelado |
| 4 | Pudin de semillas de chía | Ensalada asiática de pollo con sésamo | Orecchiette con frijoles blancos y espinacas | Ensalada de frutas asadas con miel |
| 5 | Omelette de verduras | Ensalada templada de invierno de legumbres con pollo | Brochetas de ternera y verduras Teriyaki | Chips de batata al horno |
| 6 | Huevos escalfados y tortilla integral con vegetales | Frittata de patatas, pimientos y brócoli | Pollo asado con hierbas y cítricos | Rollitos de verano con aguacate |
| 7 | Avena de Manzana y Canela de la Noche a la Mañana | Sopa de calabaza y frijoles blancos | Bulgogi coreano de carne picada | Batido de manzana y apio |

# Semana 4

| Día | Desayuno | Almuerzo | Cena | Aperitivos y Postres |
|---|---|---|---|---|
| 1 | Omelette de verduras | Ceviche de mandarina | Ternera estofada con jengibre | Smoothie de frutos del bosque, chía y menta |
| 2 | Porridge de avena con plátano al horno | Sopa de pollo con fideos y verduras de primavera | Estofado de ternera magra y verduras | Barritas de granola caseras |
| 3 | Caldo de huesos de pollo | Tazón de salmón y brócoli morado | Estofado de tofu con kimchi | Guacamole y endivias |
| 4 | Tazón de queso cottage y fruta | Popurrí salado de setas y garbanzos | Pescado a la harissa con ensalada de bulgur | Cuadraditos de avena y pistachos |
| 5 | Pudin de semillas de chía | Ensalada de cuscús | Chili vegano | Rollitos de verano con aguacate |
| 6 | Parfait de Yogur griego | Ensalada marroquí de berenjenas y garbanzos | Pollo tandoori con verduras | Tarta de moras saludable |
| 7 | Porridge de quínoa con cardamomo y melocotón | Panzanella clásica de aguacate | Pollo tailandés a la albahaca | Galletas de chocolate negro y nueces |

# CONCLUSIÓN

¡Ya tienes todas las herramientas que necesitas para comenzar tu viaje hacia el ayuno intermitente! Juntas hemos desglosado la ciencia y los beneficios del ayuno intermitente, hemos explorado los distintos protocolos y hemos destacado los elementos que transformarán esta práctica en un estilo de vida holístico.

El ayuno intermitente te invita a tomar las riendas de tu vida y de tu felicidad. Sin duda, tu viaje estará lleno de emociones complejas. Es natural temer a lo desconocido, dudar de tu capacidad para romper viejos hábitos y preocuparte por fracasar. Pero reformulemos este discurso negativo. Deja de lado tus miedos y dudas y considera la emoción de la plenitud que te espera.

A medida que progreses en tu práctica del ayuno, la transformación de tu mente y tu cuerpo sin duda te provocará entusiasmo. Es un proceso lento y constante, pero revolucionario. El escepticismo inicial dará paso a la esperanza, que se transformará en resplandor y, en poco tiempo, te sumergirás de lleno en la revitalización de tu vida.

Seré sincera: el ayuno intermitente no será fácil. Se requiere perseverancia para romper viejas creencias y hábitos arraigados durante años. Es un viaje personal, y está bien ir despacio y hacer los ajustes necesarios en el camino. Sé paciente, practica la autocompasión y deja que tu cuerpo te guíe sobre cuándo avanzar y cuándo dar un paso hacia atrás. Al ver cómo se desarrolla esta fascinante transformación, te sentirás motivada para mostrar más fuerza y resiliencia a medida que avances.

El ayuno intermitente va más allá de la pérdida de peso. Se trata de recuperar tu vida y convertirte en la mejor versión de ti misma. Se trata de sentirte empoderada y dueña de ti misma. Aunque la balanza pueda mostrar un número más bajo que antes, el verdadero éxito radica en la nueva confianza, energía y ganas de vivir adquiridas.

Un cálido y sincero agradecimiento por haber elegido y leído mi libro *La guía práctica del ayuno intermitente para mujeres mayores de 50*. Aprecio sinceramente tu valioso tiempo explorando el conocimiento que me he propuesto compartir en estas páginas. Te deseo la mejor de las suertes y estoy muy emocionada de que comiences tu viaje. Es exclusivamente tuyo, así que abrázalo ¡y no te olvides de celebrar todas tus victorias en el camino!

Un cálido abrazo,

Linda

P.D. Si has disfrutado de este libro, te agradecería mucho que dejaras una reseña en Amazon. Tu opinión honesta es muy valiosa para mí, y compartir tus experiencias motivará e inspirará a otras mujeres en su camino hacia el ayuno intermitente!

**SCAN HERE**

https://www.amazon.com/review/review-your-purchases/?asin=B0CLVBV882

# REFERENCIAS

Alexis, A. C. (2022, mayo 27). *Intermittent fasting: Is it all it's cracked up to be?* Medical News Today. https://www.medicalnewstoday.com/articles/intermittent-fasting-is-it-all-its-cracked-up-to-be

Amanda. (2013, julio 3). Double berry breakfast parfaits. *Food, Fitness, and Faith.* https://foodfitnessfaithblog.wordpress.com/2013/07/03/double-berry-breakfast-parfaits/

The American Institute of Stress. (s.f.). *What is stress?* https://www.stress.org/daily-life

Angelou, M. (s.f.). *We delight in the beauty of the butterfly, but rarely admit the changes it has gone through to achieve that beauty* [Quote]. Goodreads. https://www.goodreads.com/quotes/84834-we-delight-in-the-beauty-of-the-butterfly-but-rarely

Anton, S. (2020, junio 16). *How to break out of an intermittent fasting plateau.* Dr. Stephen Anton. https://drstephenanton.com/intermittent-fasting-plateau/

Anton, S. D., Moehl, K., Donahoo, W. T., Marosi, K., Lee, S. A., Mainous, A. G., 3rd, Leeuwenburgh, C., & Mattson, M. P. (2018). Flipping the metabolic switch: Understanding and applying the health benefits of fasting. *Obesity (Silver Spring)*, *26*(2), 254–268. https://www.ncbi.nlm.nih.gov/pmc/articles/PMC5783752/

Aobadia, A. (s.f.). *Pecan chocolate thins.* Diet Doctor. https://www.dietdoctor.com/recipes/pecan-chocolate-thins

Arora, G. (2019, Noviembre 20). *Intermittent fasting and circadian rhythm: 10 tips to make intermittent fasting work for you.* NDTV. https://www.ndtv.com/health/intermittent-fasting-and-circadian-rhythm-10-tips-to-bring-fasting-in-line-with-your-bodys-biologica-2135654

Arrington, B. B. (2022, enero 3). *A complete guide for strength-training at home + 4-part plan to get started.* MindBodyGreen. https://www.mindbodygreen.com/articles/strength-training-at-home

Asp, K. (2023, Marzo 2). Fact or fiction? Assessing 8 common intermittent fasting myths. *Woman's World.* https://www.womansworld.com/posts/diet/eight-common-intermittent-fasting-myths

Aubrey, A. (2019, diciembre 8). *Eat for 10 hours. Fast for 14. This daily habit prompts weight loss, study finds.* NPR. https://www.npr.org/sections/thesalt/2019/12/08/785142534/eat-for-10-hours-fast-for-14-this-daily-habit-prompts-weight-loss-study-finds

Azmi, A. N. (2021, mayo 1). Fasting for those with digestive issues. *New Straits Times.* https://www.nst.com.my/lifestyle/heal/2021/05/687133/fasting-those-digestive-issues

Baier, L. (s.f.). *9 intermittent fasting mistakes beginners make (and how to avoid them!).* A Sweet Pea Chef. https://www.asweetpeachef.com/intermittent-fasting-mistakes/

Bailey, E. (2021, Noviembre 30). *How the 5:2 intermittent fasting diet can help you lose weight.* Healthline. https://www.healthline.com/health-news/how-the-52-intermittent-fasting-diet-can-help-you-lose-weight

bdweld. (2022, mayo 6). *Easy Korean ground beef bowl.* Allrecipes. https://www.allrecipes.com/recipe/268091/easy-korean-ground-beef-bowl/

Beef burrito bowls. (2020, junio). *Delicious Magazine.* https://www.deliciousmagazine.co.uk/recipes/beef-burrito-bowls/

Belafquih, C. (2021, noviembre 23). *Moroccan fish tagine (mqualli).* The Spruce Eats. https://www.thespruceeats.com/fish-tagine-mqualli-with-potatoes-tomatoes-2394681

Bell. (s.f.). Hormones and weight gain: How to fix the hormones that control your weight. *OB/GYN Associates of Alabama.* https://obgynal.com/hormones-and-weight-gain/

Benton, E. (2020, abril 27). 6 reasons you've hit a weight loss plateau while doing intermittent fasting. *Women's Health.* https://www.womenshealthmag.com/weight-loss/a32223696/intermittent-fasting-plateau/

Berg, E. (2023, Agosto 31). *Dealing with intermittent fasting fatigue: 5 common causes.* Dr. Berg. https://www.drberg.com/blog/the-5-reasons-you-get-tired-on-intermittent-fasting

Best, C. (s.f.). Chia pudding. *BBC Good Food.* https://www.bbcgoodfood.com/recipes/chia-pudding

Better Health Channel. (s.f.). *Obesity and hormones.* Department of Health. https://www.betterhealth.vic.gov.au/health/healthyliving/obesity-and-hormones

Biddulph, M. (2022, junio 19). *What is the 5:2 diet?* Live Science. https://www.livescience.com/what-is-the-5-2-diet

Bjarnadottir, A. (2022, octubre 14). *The beginner's guide to the 5:2 diet.* Healthline. https://www.healthline.com/nutrition/the-5-2-diet-guide

Bond, S. (2021, mayo 7). The simple guide to kickass kombucha. *Live Eat Learn.* https://www.liveeatlearn.com/the-simple-guide-to-kickass-kombucha/

Botterman, L. (2021, Octubre 11). *Research review shows intermittent fasting works for weight loss, health changes.* UIC today. https://today.uic.edu/research-review-shows-intermittent-fasting-works-for-weight-loss-health-changes/

Bradford, B. (2023, febrero 11). *What is the crescendo fasting method?* HealthDigest. https://www.healthdigest.com/1196643/what-is-the-crescendo-fasting-method/

Bradley, S., Felbin, S., & Martens, A. (2023, marzo 8). 10 intermittent fasting side effects that might mean it's not a great fit for you. *Women's Health.* https://www.womenshealthmag.com/weight-loss/a29657614/intermittent-fasting-side-effects/

Bregatta, M. L. (2023, Setiembre 18). *Tangerine ceviche.* EatingWell. https://www.eatingwell.com/recipe/8058677/tangerine-ceviche/

Bula, L. (2023, abril 5). The 12-hour intermittent fasting method. *Simple.Life Blog.* https://simple.life/blog/12-hour-intermittent-fasting/

Bulletproof Staff. (2023, setiembre 7). *What is protein fasting? The surprising benefits of protein cycling.* Bulletproof. https://www.bulletproof.com/dict/bulletproof-diet/what-is-protein-fasting-bulletproof-diet/

Buenfeld, S. (s.f.-a). Breakfast peppers & chickpeas with tofu. *BBC Good Food.* https://www.bbcgoodfood.com/recipes/breakfast-peppers-chickpeas-with-tofu

Buenfeld, S. (s.f.-b). *Zesty salmon with roasted beets & spinach. BBC Good Food.* https://www.bbcgoodfood.com/recipes/zesty-salmon-roasted-beets-spinach

Buenfeld, S. (2014, febrero). Herb roast pork with vegetable roasties & apple gravy. *BBC Good Food.* https://www.bbcgoodfood.com/recipes/herb-roast-pork-vegetable-roasties-apple-gravy

Buenfeld, S. (2015, octubre). How to make bone broth. *BBC Good Food.* https://www.bbcgoodfood.com/recipes/bone-broth

Buenfeld, S. (2018a, enero). Beetroot & halloumi salad with pomegranate and dill. *BBC Good Food*. https://www.bbcgoodfood.com/recipes/beetroot-halloumi-salad-pomegranate-dill

Buenfeld, S. (2018b, octubre). Avocado & black bean eggs. *BBC Good Food*. https://www.bbcgoodfood.com/recipes/avocado-black-bean-eggs

Buenfeld, S. (2022, enero). Vegan roast spiced squash salad with tahini dressing. *BBC Good Food*. https://www.bbcgoodfood.com/recipes/vegan-roast-spiced-squash-salad-with-tahini-dressing

Buenfeld, S. (2023, junio). Fresh salmon niçoise. *BBC Good Food*. https://www.bbcgoodfood.com/recipes/fresh-salmon-nicoise

Burchette, J. (2023, Marzo 9). 9 of the most effective strength training exercises you can do at home. *BODi*. https://www.beachbodyondemand.com/blog/strength-training-exercises-at-home

Burt, A. (2022, diciembre). Warm winter bean salad with chicken. *BBC Good Food*. https://www.bbcgoodfood.com/recipes/warm-winter-bean-salad-with-chicken

Burt, A. (2023, julio). Harissa fish with bulgur salad. *BBC Good Food*. https://www.bbcgoodfood.com/recipes/harissa-fish-with-bulgur-salad

Byakodi, R. (2023a, marzo 21). *12-hour fast: Everything you need to know 12/12 intermittent fasting*. Fitness Volt. https://fitnessvolt.com/12-hour-fast-guide/

Byakodi, R. (2023b, julio 27). *Intermittent fasting 14/10: All you need to know.* 21 Day Hero. https://21dayhero.com/intermittent-fasting-14-10/

Cadogan, M. (2006, setiembre). Moroccan aubergine & chickpea salad. *BBC Good Food*. https://www.bbcgoodfood.com/recipes/moroccan-aubergine-chickpea-salad

Capritto, A. (2020a, Marzo 4). *Exercising in your 50s and beyond: Tips from a doctor and fitness pros.* CNET. https://www.cnet.com/health/fitness/how-to-start-exercising-in-your-50s-and-beyond/

Capritto, A. (2020b, noviembre 22). *9 amazing things exercise can do for you after 50.* LIVESTRONG.com. https://www.livestrong.com/article/13729514-exercise-benefits-over-50/

Carney, J. (2022, febrero 18). 9 intermittent fasting mistakes to avoid: Don't eat too little, drink more water and don't exercise too much, expert says. *South

*China Morning Post.* https://www.scmp.com/lifestyle/health-wellness/article/3167258/9-intermittent-fasting-mistakes-avoid-dont-eat-too-little

Cevallos, F. (2023, Febrero 25). *Quick keto chocolate mousse.* Allrecipes. https://www.allrecipes.com/recipe/270598/quick-keto-chocolate-mousse/

Chan, J. (2023, Febrero 28). *Ahi tuna poke.* Allrecipes. https://www.allrecipes.com/recipe/12870/ahi-poke-basic/

Chawla, S. (2023, junio 23). *Intermittent fasting vs. traditional diets: A detailed comparison.* Medium. https://lifestylexsid.medium.com/intermittent-fasting-vs-traditional-diets-a-detailed-comparison-3f1fa323a9bd

Chicken noodle soup. (2015, enero). *Delicious. Magazine.* https://www.deliciousmagazine.co.uk/recipes/chicken-noodle-soup/

Chien, S., & Howley, E. K. (2023, Setiembre 8). *What is intermittent fasting?* Health U.S. News & World Report. https://health.usnews.com/wellness/food/articles/intermittent-fasting-foods-to-eat-and-avoid

Ching, L. P. (s.f.). *Intermittent fasting: How to do it safely.* HealthXchange. https://www.healthxchange.sg/food-nutrition/weight-management/intermittent-fasting-how-to-do-safely

Clapp, C. (2016, Julio). Crunchy bulgur salad. *BBC Good Food.* https://www.bbcgoodfood.com/recipes/crunchy-bulghar-salad

Clark, E. (s.f.). Panzanella. *BBC Good Food.* https://www.bbcgoodfood.com/recipes/panzanella

Clark, E. (2020, Setiembre). Coconut & kale fish curry. *BBC Good Food.* https://www.bbcgoodfood.com/recipes/coconut-kale-fish-curry

Cleveland Clinic. (s.f.). *Overeating.* https://my.clevelandclinic.org/health/diseases/24680-overeating

Cleveland Clinic. (2022, marzo 3). *Intermittent fasting: How it works and 4 types explained.* https://health.clevelandclinic.org/intermittent-fasting-4-different-types-explained/

Collier, R. (2013). Intermittent fasting: The science of going without. *CMAJ : Canadian Medical Association Journal, 185*(9), E363–E364. https://www.ncbi.nlm.nih.gov/pmc/articles/PMC3680567/

Consumer Reports. (2017, setiembre 17). Intermittent fasting vs. daily calorie-cutting diets: Both help you lose weight. *The Washington Post.* https://www.washingtonpost.com/national/health-science/intermittent-fasting-vs-daily-calorie-cutting-diets-both-help-you-lose-weight/2017/09/15/55c319c4-76ea-11e7-8839-ec48ec4cae25_story.html

Cook, S. (s.f.-a). Beef stew. *BBC Good Food.* https://www.bbcgoodfood.com/recipes/beef-vegetable-casserole

Cook, S. (s.f.-b). Herby quinoa, feta & pomegranate salad. *BBC Good Food.* https://www.bbcgoodfood.com/recipes/herby-quinoa-feta-pomegranate-salad

Coppa, C. (2023, junio 5). *Intermittent fasting: 10 common mistakes. EatingWell.* https://www.eatingwell.com/article/7676144/mistakes-you-can-make-while-intermittent-fasting/

Cortes, H. N. (2022, febrero 15). *Does intermittent fasting work? A science-based answer.* Kerry Health and Nutrition Institute. https://khni.kerry.com/news/blog/does-intermittent-fasting-work-a-science-based-answer/

Cronkleton, E. (2019, setiembre 5). *How to get a full-body strength training workout at home.* Healthline. https://www.healthline.com/health/exercise-fitness/strength-training-at-home

Daas, M. C., & de Roos, N. M. (2021). Intermittent fasting contributes to aligned circadian rhythms through interactions with the gut microbiome. Beneficial Microbes, 12(2), 1–16. https://www.researchgate.net/publication/349007249_Intermittent_fasting_contributes_to_aligned_circadian_rhythms_through_interactions_with_the_gut_microbiome

Dahlgren, K. (2023, junio 29). *10 psychological reasons for overeating: How to master the psychology of eating.* Kari Dahlgren. https://karidahlgren.net/how-to-stop-overeating/

Dalal, T. (s.f.). *Mint and lemon tea recipe.* Tarladalal. https://www.tarladalal.com/fresh-mint-and-lemon-tea-41750r

Davidson, K. (2021, agosto 16). *14 benefits of strength training.* Healthline. https://www.healthline.com/health/fitness/benefits-of-strength-training

Davis, C. P. (s.f.). *How long do you need to fast for autophagy?* MedicineNet. https://www.medicinenet.com/how_long_do_you_need_to_fast_for_autophagy/article.htm

de Cabo, R., & Mattson, M. P. (2019). Effects of intermittent fasting on health, aging, and disease. *New England Journal of Medicine, 381*, 2541–2551. https://www.nejm.org/doi/full/10.1056/NEJMra1905136

De Innocentis, I. (2020, Abril 5). *Why do we eat three times a day?* La Cucina Italiana. https://www.lacucinaitaliana.com/trends/news/why-do-we-eat-three-times-a-day

Desmazery, B. (2009, febrero). How to make guacamole. *BBC Good Food.* https://www.bbcgoodfood.com/recipes/best-ever-chunky-guacamole

Desmazery, B. (2014, marzo). How to cook trout. *BBC Good Food.* https://www.bbcgoodfood.com/recipes/simple-herb-baked-trout-horseradish

Devos, R. (2023, Abril 19). Some easy tips and tricks to start intermittent fasting. *Woman and Home Magazine.* https://www.womanandhomemagazine.co.za/food/some-easy-tips-and-tricks-to-start-intermittent-fasting/

Doll, M. (2023, abril 26). Air fryer kale chips. *Delish.* https://www.delish.com/cooking/recipe-ideas/a38760234/air-fryer-kale-chips-recipe/

*Do hormonal imbalances affect weight loss?* (s.f.). Forum Health, Leigh Ann Scott MD. https://www.leighannscottmd.com/bioidentical-hormones/hormonal-imbalances-affect-weight-loss/

DoFasting Editorial. (2023, junio 7). What to eat and avoid: Intermittent fasting food list. *DoFasting Blog.* https://dofasting.com/blog/intermittent-fasting-food-list/

Domaszewski, P., Konieczny, M., Pakosz, P., Bączkowicz, D., & Sadowska-Krępa, E. (2020). Effect of a six-week intermittent fasting intervention program on the composition of the human body in women over 60 years of age. *International Journal of Environmental Research and Public Health, 17*(11), 4138. https://www.ncbi.nlm.nih.gov/pmc/articles/PMC7312819/

Donofrio, J. (s.f.-a). *Avocado summer rolls.* Love and Lemons. https://www.loveandlemons.com/summer-rolls/

Donofrio, J. (s.f.-b). *Cinnamon quinoa breakfast bowl.* Love and Lemons. https://www.loveandlemons.com/cinnamon-quinoa-breakfast-bowl/

Donofrio, J. (s.f.-c). *Homemade granola bars.* Love and Lemons. https://www.loveandlemons.com/granola-bars-recipe/

Donofrio, J. (s.f.-d). *Jessica's pistachio oat squares.* Love and Lemons. https://www.loveandlemons.com/jessicas-pistachio-oat-squares/

Donofrio, J. (s.f.-e). *Mini frittata muffins.* Love and Lemons. https://www.loveandlemons.com/veggie-frittata-muffins/

Donofrio, J. (s.f.-f). *Roasted pumpkin seeds.* Love and Lemons. https://www.loveandlemons.com/roasted-pumpkin-seeds/

dyablonsky. (2021, febrero 17). 10 ways to break through (intermittent fasting) weight-loss plateau. *Dupi Chai.* https://dupischai.com/intermittent-fasting-plateau/

EatingWell Test Kitchen. (2023, setiembre 19). *Seared scallops with citrus-ginger quinoa.* EatingWell. https://www.eatingwell.com/recipe/269212/seared-scallops-with-citrus-ginger-quinoa/

Editorial Staff. (2019, octubre 5). Heal your metabolism and lose 30 pounds in 60 days on this protein-cycling diet plan. *Woman's World.* https://www.womansworld.com/posts/diets/protein-cycling-diet-weight-loss-172977

Edwards, R. (2021, agosto 3). How to overcome peer pressure and regain control of your eating habits. *360Care.* https://360care.ca/blog/nutrition/how-to-overcome-peer-pressure-and-regain-control-of-your-eating-habits/

Ellis, S. (2022, junio 16). *Intermittent fasting? Here's how to exercise safely & effectively.* MindBodyGreen. https://www.mindbodygreen.com/articles/how-to-exercise-while-intermittent-fasting

Familydoctor.org Editorial Staff. (2023, julio). *Intermittent fasting.* Familydoctor.org. https://familydoctor.org/intermittent-fasting/

Feld, Y. (2015, Octubre 14). Pineapple coconut green smoothie. *Tried and Tasty.* https://triedandtasty.com/pineapple-coconut-green-smoothie/

Fisher, R. (2022, diciembre 22). What is the 5:2 diet? *BBC Good Food.* https://www.bbcgoodfood.com/howto/guide/what-52-diet

5 reasons women over 50 need to exercise more. (2020, noviembre 3). *Curves.* https://www.curves.com/blog/move/5-reasons-women-over-50-need-to-exercise-more

Flexible intermittent fasting. (s.f.). *Studio ME Fitness.*
https://www.studiomefitness.com/blog/2020/2/1/flexible-intermittent-
fasting

Forget, S. (s.f.). *How to handle peer pressure while dieting.* Sam Forget.
https://samforget.com/peer-pressure/

40aprons. (s.f.). *Egg roll in a bowl with creamy chili sauce.* Punchfork.
https://www.punchfork.com/recipe/Egg-Roll-in-a-Bowl-with-Creamy-
Chili-Sauce-40-Aprons

Frey, M. (2020, mayo 15). *At-home strength workouts for all levels.* Verywell Fit.
https://www.verywellfit.com/best-home-workouts-3495490

Frey, M. (2021, marzo 29). *Intermittent fasting vs. Other diets: Which is best?*
Verywell Fit. https://www.verywellfit.com/how-does-intermittent-fasting-
compare-to-other-diets-4688810

Fuentes, L. (2023, agosto 25). *12 hour intermittent fasting method.* Laura Fuentes.
https://www.laurafuentes.com/12-hour-intermittent-fasting/

Funstone, L. (2023, abril 11). Lemon garlic shrimp. *Delish.*
https://www.delish.com/cooking/recipe-ideas/recipes/a55657/easy-lemon-
garlic-shrimp-recipe/

Glantz, J. (2018, setiembre 28). *This is exactly how to do flexible intermittent fasting.*
PopSugar. https://www.popsugar.com/fitness/flexible-intermittent-fasting-
44971302

Godwin, S. (2016, junio). Cardamom & peach quinoa porridge. *BBC Good Food.*
https://www.bbcgoodfood.com/recipes/cardamom-peach-quinoa-porridge

Godwin, S. (2018a, febrero). Baked banana porridge. *BBC Good Food.*
https://www.bbcgoodfood.com/recipes/baked-banana-porridge

Godwin, S. (2018b, Febrero). Salmon & purple sprouting broccoli grain bowl. *BBC
Good Food.* https://www.bbcgoodfood.com/recipes/salmon-and-purple-
sprouting-broccoli-grain-bowl

Good Food team. (2007, setiembre). Spinach & feta stuffed chicken. *BBC Good
Food.* https://www.bbcgoodfood.com/recipes/spinach-feta-stuffed-chicken

Good Food team. (2010, junio). Mediterranean stuffed peppers. *BBC Good Food.*
https://www.bbcgoodfood.com/recipes/mediterranean-stuffed-peppers

Good Food team. (2011a, junio). Quick banana ice cream. *BBC Good Food.* https://www.bbcgoodfood.com/recipes/quick-banana-ice-cream

Good Food team. (2011b, diciembre). *Baked buffalo chicken wings. BBC Good Food.* https://www.bbcgoodfood.com/recipes/baked-buffalo-chicken-wings

Good Food team. (2011c, noviembre). *Braised beef with ginger. BBC Good Food.* https://www.bbcgoodfood.com/recipes/chinese-braised-beef-ginger

Good Food team. (2017, junio). Mango salad with avocado and black beans. *BBC Good Food.* https://www.bbcgoodfood.com/recipes/guacamole-mango-salad-black-beans

The Good Housekeeping Test Kitchen. (2016, agosto 3). Quinoa risotto with arugula-mint pesto. *Good Housekeeping.* https://www.goodhousekeeping.com/food-recipes/a38348/quinoa-risotto-with-arugula-mint-pesto-recipe/

The Good Housekeeping Test Kitchen. (2017, agosto 28). Sweet and sticky tofu with baby bok choy. *Good Housekeeping.* https://www.goodhousekeeping.com/food-recipes/easy/a45691/sweet-and-sticky-tofu-baby-bok-choy-recipe/

The Good Housekeeping Test Kitchen. (2018, enero 3). Butternut squash and white bean soup. *Good Housekeeping.* https://www.goodhousekeeping.com/food-recipes/easy/a47529/butternut-squash-and-white-bean-soup-recipe/

The Good Housekeeping Test Kitchen. (2019, julio 1). Caponata flatbread. *Good Housekeeping.* https://www.goodhousekeeping.com/food-recipes/easy/a28210300/caponata-flatbread-recipe/

Gracia, Z. (2023, enero). 10 intermittent fasting mistakes people make and how to avoid them. *BetterMe Blog.* https://betterme.world/articles/intermittent-fasting-mistakes/

Grant, N. (2023, abril 25). Intermittent fasting for women over 50: Benefits + where to start. *Zero Longevity Science.* https://zerolongevity.com/blog/intermittent-fasting-women-over-50/

Greenwood, K. (2014, Diciembre). Seafood paella. *BBC Good Food.* https://www.bbcgoodfood.com/recipes/seafood-paella

Gunnars, K. (2019, julio 22). *11 myths about fasting and meal frequency.* Healthline. https://www.healthline.com/nutrition/11-myths-fasting-and-meal-frequency

Gunnars, K. (2021, mayo 13). *10 health benefits of intermittent fasting.* Healthline. https://www.healthline.com/nutrition/10-health-benefits-of-intermittent-fasting

Gunnars, K. (2023, marzo 13). *What is intermittent fasting? Explained in human terms.* Healthline. https://www.healthline.com/nutrition/what-is-intermittent-fasting

Gupta, A. (2022, octubre 4). *Intermittent fasting: Put a full stop to your cravings in these 5 ways.* Healthshots. https://www.healthshots.com/healthy-eating/nutrition/5-tips-to-manage-cravings-during-intermittent-fasting/

Hahne, J. (2019, Mayo 16). *How to handle social pressures while losing weight.* Awaken180° Weightloss. https://awaken180weightloss.com/how-to-handle-social-pressures-while-losing-weight/

The Hairy Bikers. (s.f.). Giant couscous salad. *BBC Food.* https://www.bbc.co.uk/food/recipes/pearl_couscous_25307

Hansard, J. (2023, abril 21). *Apple celery smoothie.* Simple Green Smoothies. https://simplegreensmoothies.com/apple-celery-smoothie

Hayes, K. (2023, mayo 4). *What is autophagy?* Verywell Health. https://www.verywellhealth.com/how-autophagy-works-4210008

Hayes, R. (2021, octubre 6). *Flipping the metabolic switch.* The Fast 800. https://thefast800.com/flipping-the-metabolic-switch-how-to-do-it/

Harvard Health Publishing. (2020, julio 20). *Exercise 101: Don't skip the warm-up or cool-down.* https://www.health.harvard.edu/staying-healthy/exercise-101-dont-skip-the-warm-up-or-cool-down

Harvard Health Publishing Staff. (2021, febrero 28). *Intermittent fasting: The positive news continues.* Harvard Health Publishing. https://www.health.harvard.edu/blog/intermittent-fasting-surprising-update-2018062914156

Heidi. (s.f.). Easy tandoori chicken with vegetables. *Foodiecrush.* https://www.foodiecrush.com/easy-tandoori-chicken-vegetables/

Hennessy, N. (2023, enero 11). *What is intermittent fasting?* Bupa UK. https://www.bupa.co.uk/newsroom/ourviews/intermittent-fasting

*Here's how much protein you need at breakfast if you want to lose weight.* (2023, Julio 17). Women's Health. https://www.womenshealthmag.com/weight-loss/a19989705/healthy-breakfast-ideas/

Hom, K. (2003, octubre). Ken hom's stir-fried chicken with chillies & basil. *BBC Good Food*. https://www.bbcgoodfood.com/recipes/ken-homs-stir-fried-chicken-chillies-basil

*How to handle social pressure while intermittent fasting*. (s.f.). The Pinkest Cloud. https://thepinkestcloud.com/social-pressure-intermittent-fasting/

Hultin, G. (2021, octubre 11). Anti-inflammatory cinnamon overnight oats. *Ginger Hultin Nutrition*. https://champagnenutrition.com/5-minute-apple-spied-overnight-oats/

Hunter, F. (s.f.). *Healthy banana muffins*. BBC Food. https://www.bbc.co.uk/food/recipes/banana_muffins_51549

Intermittent fasting: How to curb your hunger. (2019, marzo 13). *Lean Squad*. https://lean-squad.com/blog/curb-hunger-if/

Jeri. (2023, agosto 24). *Broccoli and chicken stir-fry*. Allrecipes. https://www.allrecipes.com/recipe/240708/broccoli-and-chicken-stir-fry/

Jockers, D. (s.f.-a). *Crescendo fasting: The best fasting strategy for women?* Dr. Jockers. https://drjockers.com/crescendo-fasting/

Jockers, D. (s.f.-b). *Feast famine cycling: Autophagy, cleansing and muscle growth*. Dr. Jockers. https://drjockers.com/feast-famine-cycling-autophagy-cleansing-and-muscle-growth/

Johns Hopkins Medicine. (s.f.). *Intermittent fasting: What is it, and how does it work?* https://www.hopkinsmedicine.org/health/wellness-and-prevention/intermittent-fasting-what-is-it-and-how-does-it-work

Jordan, S. (s.f.). *Do not feed the humans: The paleolithic diet and intermittent fasting*. Neurological Associates-The Interventional Group. https://www.neurologysantamonica.com/do-not-feed-the-humans-the-paleolithic-diet-and-intermittent-fasting/

Joyce, J. (2011, Febrero). Rosemary & lemon roast chicken. *BBC Good Food*. https://www.bbcgoodfood.com/recipes/rosemary-lemon-roast-chicken

Joyful, B. (2023, marzo 6). *Seared ahi tuna steaks*. Allrecipes. https://www.allrecipes.com/recipe/160099/seared-ahi-tuna-steaks/

Karadsheh, S. (2021, mayo 14). *Easy citrus salmon*. The Mediterranean Dish. https://www.themediterraneandish.com/easy-citrus-salmon/

Kaupe, A. (2023, Julio 24). *6 tips on how to overcome intermittent fasting fatigue.* 21 Day Hero. https://21dayhero.com/intermittent-fasting-fatigue/

Keller, H. (s.f.). *Optimism is the faith that leads to achievement. Nothing can be done without hope and confidence.* [Quote]. BrainyQuote. https://www.brainyquote.com/quotes/helen_keller_164579

Killeen, B. L. (2023, Setiembre 18). *Pistachio-crusted halibut.* EatingWell. https://www.eatingwell.com/recipe/8047778/pistachio-crusted-halibut/

Kime, T. (2002, agosto). Spice roasted fruits with honey & orange sauce. *BBC Good Food.* https://www.bbcgoodfood.com/recipes/spice-roasted-fruits-honey-orange-sauce

Koliada, A. (2023, setiembre 12). *Intermittent fasting for women over 50.* TSMP Medical Blog. https://www.tsmp.com.au/blog/intermittent-fasting-for-women-over-50.html

Kubala, J. (2023, febrero 16). *9 potential intermittent fasting side effects.* Healthline. https://www.healthline.com/nutrition/intermittent-fasting-side-effects

Kubala, J., & Trubow, W. (2023, Abril 3). *Is intermittent fasting healthy for women over 50? Your research-backed answer.* MindBodyGreen. https://www.mindbodygreen.com/articles/intermittent-fasting-for-women-over-50

Landsverk, G. (2023, marzo 17). *5 mistakes you're making with intermittent fasting for weight loss, according to a researcher.* Insider. https://www.insider.com/avoid-these-intermittent-fasting-mistakes-for-weight-loss-researcher-2023-3

Lebofsky, J. (s.f.). *How long should you do intermittent fasting?* WeFast. https://www.wefast.care/articles/how-long-should-you-do-intermittent-fasting

Leonard, J. (2023, marzo 6). *Six ways to do intermittent fasting.* Medical News Today. https://www.medicalnewstoday.com/articles/322293

Lett, R. (2021, Setiembre 8). Guide to managing hunger, while intermittent fasting. *Span Health.* https://www.span.health/blog/guide-to-hunger-while-intermittent-fasting

Licalzi, D. (2023, enero 10). Autophagy: What you should know before starting your fast. *InsideTracker.* https://blog.insidetracker.com/autophagy-know-before-starting-fast

Lindberg, S. (2023, mayo 4). *How to exercise safely during intermittent fasting.* Healthline. https://www.healthline.com/health/how-to-exercise-safely-intermittent-fasting

Lisa. (2022, mayo 18). *Chunky buckwheat tabbouleh.* Meat at Billy's. https://meatatbillys.com.au/chunky-buckwheat-tabbouleh/

Longo, V. D., & Panda, S. (2016). Fasting, circadian rhythms, and time-restricted feeding in healthy lifespan. *Cell Metabolism, 23*(6), 1048–1059. https://www.ncbi.nlm.nih.gov/pmc/articles/PMC5388543/

Lopez-McHugh, N. (2022, junio 29). *Vietnamese coconut chicken curry.* The Spruce Eats. https://www.thespruceeats.com/vietnamese-chicken-curry-recipe-3111567

Lowery, M. (2022, octubre 11). *What is the best intermittent fasting window to lose weight.* 2 Meal Day. https://2mealday.com/article/what-is-the-best-intermittent-fasting-window-to-lose-weight/

Lydia. (s.f.). *10 ways to manage binge eating triggers.* WeightMatters. https://weightmatters.co.uk/2019/07/30/10-ways-manage-binge-eating-triggers/

Macri, I. (2023, Julio 26). Mediterranean chicken quinoa bowl. *Cooked & Loved.* https://www.cookedandloved.com/recipes/mediterranean-chicken-quinoa-bowl/

Major, D. (2014, agosto). Chilli con carne with avocado and chilli salsa. *Delicious Magazine.* https://www.deliciousmagazine.co.uk/recipes/chilli-con-carne-with-avocado-and-chilli-salsa/

Mayo Clinic Staff. (2022, febrero 17). *Aerobic exercise: Top 10 reasons to get physical.* Mayo Clinic. https://www.mayoclinic.org/healthy-lifestyle/fitness/in-depth/aerobic-exercise/art-20045541#:~:text=Aerobic%20exercise%20reduces%20the%20risk,lower%20the%20risk%20of%20osteoporosis

Mayoo Clinic Staff. (2023, abril 29). *Strength training: Get stronger, leaner, healthier.* Mayoo Clinic. https://www.mayoclinic.org/healthy-lifestyle/fitness/in-depth/strength-training/art-20046670#:~:text

McAuliffe, L. (2022, Junio 22). Top 8 intermittent fasting tips to help you thrive. *Doctor Kiltz.* https://www.doctorkiltz.com/top-6-intermittent-fasting-tips-to-help-you-thrive/

McQuillan, S. (2019, setiembre 9). *8 emotional situations that trigger overeating.* Psycom. https://www.psycom.net/emotions-that-trigger-overeating

Merker, K. (2020, diciembre 17). Orecchiette with white beans and spinach. *Good Housekeeping.* https://www.goodhousekeeping.com/food-recipes/a34463100/orecchiette-with-white-beans-and-spinach-recipe/

Merrett, P. (2010, Abril). Roast lamb studded with rosemary & garlic. *BBC Good Food.* https://www.bbcgoodfood.com/recipes/roast-lamb-studded-rosemary-garlic

Metabolic Research Center. (s.f.-a). *Intermittent fasting cycles between feast and famine.* https://www.emetabolic.com/locations/centers/fayetteville/blog/weight-loss/intermittent-fasting-cycles-between-feast-and-famine/

Metabolic Research Center. (s.f.-b). *Positive mindset for weight control.* https://www.emetabolic.com/locations/centers/fayetteville/blog/positive-mindset-for-better-weight-management/#:~:text

Michele, S. (2021, setiembre 17). *Mental binge triggers: Thoughts that lead to overeating.* iamstefaniemichele. https://www.iamstefaniemichele.com/blog/mental-binge-triggers-thoughts-that-lead-to-overeating

Migala, J. (s.f.). *The 7 types of intermittent fasting, and what to know about them.* EverydayHealth. https://www.everydayhealth.com/diet-nutrition/diet/types-intermittent-fasting-which-best-you/

Migala, J. (2023, enero 8). *What happens to your body when you do intermittent fasting.* EatingWell. https://www.eatingwell.com/article/8023728/what-happens-to-your-body-when-you-do-intermittent-fasting/

Miller, K. (2022, enero 5). 8 tips to start intermittent fasting and stick with it. *Women's Health.* https://www.womenshealthmag.com/weight-loss/a38191815/starting-sticking-with-intermittent-fasting/

Miyashiro, L. (2022, Julio 7). Sweet potato chips. *Delish.* https://www.delish.com/cooking/recipe-ideas/recipes/a49369/sweet-potato-chips-recipe/

Modglin, L. (2023, agosto 16). 7 benefits of strength training, according to experts. *Forbes Health.* https://www.forbes.com/health/body/benefits-of-strength-training/

Monique. (2017, mayo 8). Protein-packed rainbow cottage cheese breakfast bowls. *Ambitious Kitchen.* https://www.ambitiouskitchen.com/protein-packed-rainbow-cottage-cheese-breakfast-bowls/

Morales-Brown, L. (2020, Junio 11). *Can you workout while doing an intermittent fast?* Medical News Today. https://www.medicalnewstoday.com/articles/intermittent-fasting-and-working-out

Morris, S. (s.f.). Easy chicken fajitas. *BBC Good Food.* https://www.bbcgoodfood.com/recipes/easy-chicken-fajitas

Mount Sinai. (2022, junio 30). *Intermittent fasting: Feast or famine.* Mount Sinai Today. https://health.mountsinai.org/blog/intermittent-fasting-feast-or-famine/

Mudge, L. (2022, Noviembre 3). *Intermittent fasting for women: Is it safe?* Live Science. https://www.livescience.com/intermittent-fasting-for-women

Mukherjee, T. (2023, mayo 8). What is intermittent fasting, and does it help with weight loss? *Prevention.* https://www.prevention.com/weight-loss/a20500235/intermittent-fasting/

Mullins, B. (2023, julio 22). *Chocolate avocado truffles.* Eating Bird Food. https://www.eatingbirdfood.com/4-ingredient-chocolate-avocado-truffles/

Munoz, K. (2022, Noviembre 23). *How to stop overeating: 7 natural ways to try now.* Dr. Axe. https://draxe.com/health/how-to-stop-overeating/

*Mushroom & chickpea salad.* (s.f.). Australian Mushrooms. https://australianmushrooms.com.au/recipe/mushroom-chickpea-salad/

My Persian Kitchen. (s.f.). *Turmeric, cinnamon, & ginger tea.* http://www.mypersiankitchen.com/turmeric-cinnamon-ginger-tea/

Myupchar. (2020, enero 4). *Metabolic switching may be the key to weight loss and good health-health news.* Firstpost. https://www.firstpost.com/health/metabolic-switching-may-be-the-key-to-weight-loss-and-good-health-7856721.html

Nazish, N. (2021, junio 30). 10 intermittent fasting myths you should stop believing. *Forbes.* https://www.forbes.com/sites/nomanazish/2021/06/30/10-intermittent-fasting-myths-you-should-stop-believing/?sh

NDTV Health Desk. (2022, diciembre 8). *Intermittent fasting for weight loss: 5 myths you should stop believing.* NDTV.

https://www.ndtv.com/health/intermittent-fasting-for-weight-loss-5-myths-you-should-stop-believing-3591125Newman, T. (2019, Enero 18). *Intermittent fasting boosts health by strengthening daily rhythms*. Medical News Today. https://www.medicalnewstoday.com/articles/324207

Neidler, S. (s.f.-a). *Choosing the right intermittent fasting window*. WeFast. https://www.wefast.care/articles/intermittent-fasting-window

Neidler, S. (s.f.-b). *Intermittent fasting 14/10: All you need to know*. WeFast. https://www.wefast.care/articles/intermittent-fasting-14-10

NHS inform. (2022, diciembre 1). *Warm-up and cool-down*. https://www.nhsinform.scot/healthy-living/keeping-active/before-and-after-exercise/warm-up-and-cool-down

Nice, M. (s.f.). 5-a-day bolognese. *BBC Good Food*. https://www.bbcgoodfood.com/recipes/5-day-bolognese

Nye, J. (2023, Febrero 12). Baked chicken parmesan recipe. *I Heart Naptime*. https://www.iheartnaptime.net/baked-chicken-parmesan/

Oliver, J. (s.f.-a). *Katsu-style tofu rice bowls*. Jamie Oliver. https://www.jamieoliver.com/recipes/rice-recipes/katsu-style-tofu-rice-bowl/

Oliver, J. (s.f.-b). *Potato, pepper & broccoli frittata*. Jamie Oliver. https://www.jamieoliver.com/recipes/vegetable-recipes/potato-pepper-and-broccoli-frittata/

Oliver, J. (s.f.-c). *Seared turmeric chicken*. Jamie Oliver. https://www.jamieoliver.com/recipes/chicken-recipes/seared-turmeric-chicken/

Oliver, J. (s.f.-d). *Tasty veg omelette*. Jamie Oliver. https://www.jamieoliver.com/recipes/egg-recipes/tasty-veg-omelette/

Oliver, J. (s.f.-e). *Veggie chilli*. Jamie Oliver. https://www.jamieoliver.com/recipes/vegetables-recipes/veggie-chilli-with-crunchy-tortilla-avocado-salad/

Oliver, J. (s.f.-f). *Wholemeal-crust pizza rossa*. Jamie Oliver. https://www.jamieoliver.com/recipes/pizza-recipes/wholemeal-crust-pizza-rossa/

Oshin, M. (2018, julio 2). *11 lessons learned from 4 years of intermittent fasting.* Ladders. https://www.theladders.com/career-advice/11-lessons-learned-from-4-years-of-intermittent-fasting-the-good-and-bad

Palikuca, S. (2019, enero 30). *Intermittent fasting: Can we fast our way to better health?* The DO. https://thedo.osteopathic.org/2019/01/intermittent-fasting-can-we-fast-our-way-to-better-health/

Parnell-Hopkinson, E. (2023, may0 17). *Are your female hormones sabotaging your weight loss?* Medichecks. https://www.medichecks.com/blogs/hormone-health/are-your-female-hormones-sabotaging-your-weight-loss

Pattison, J. (2015, Diciembre). Poached eggs with broccoli, tomatoes & wholemeal flatbread. *BBC Good Food.* https://www.bbcgoodfood.com/recipes/poached-eggs-broccoli-tomatoes-wholemeal-flatbread

Petrucci, K., & Flynn, P. (2016, Marzo 27). *10 ways to feel energized when you're fasting.* Dummies. https://www.dummies.com/article/body-mind-spirit/physical-health-well-being/diet-nutrition/general-diet-nutrition/10-ways-to-feel-energized-when-youre-fasting-203867/

Piedmont Healthcare. (s.f.). *The benefits of anaerobic exercise.* https://www.piedmont.org/living-better/the-benefits-of-anaerobic-exercise

The Prevention Test Kitchen. (2021, febrero 27). Berry, chia, and mint smoothie. *Prevention.* https://www.prevention.com/food-nutrition/recipes/a35647865/berry-chia-mint-smoothie-recipe/

Pups with Chopsticks. (s.f.). *Spicy kimchi tofu stew (kimchi jjigae).* Sidechef. https://www.sidechef.com/recipes/11672/spicy_kimchi_tofu_stew_kimchi_jjigae/

Pyle, G. (2022, Mayo 1). *Intermittent fasting: A flexible lifestyle that can help your heart.* LIFE Apps. https://lifeapps.io/fasting/intermittent-fasting-a-flexible-lifestyle-that-can-help-your-heart/

Randall, S. (2021, febrero 27). Sparkling strawberry lemonade {sugar-free}. *Simple Healthy Kitchen.* https://www.simplehealthykitchen.com/sparkling-strawberry-lemonade-sugar-free/

Rees, M. (2023, junio 15). *Autophagy: Everything you need to know.* Medical News Today. https://www.medicalnewstoday.com/articles/autophagy

Reese, N. (2019, julio 3). *10 easy ways to manage and relieve stress.* Healthline. https://www.healthline.com/health/10-ways-to-relieve-stress

Richardson, C. (s.f.). *Intermittent fasting and exercise: What you need to know*. WeFast. https://www.wefast.care/articles/intermittent-fasting-and-exercise

Riviello, M. [LoSo Foodie]. (2021, setiembre 9). *Spicy chicken meatballs with zucchini noodles*. The Low Sodium Foodie. https://losofoodie.com/low-sodium-spicy-chicken-meatballs-zucchini-noodles-recipe/

Rizzo, N. (2022, noviembre 31). *What foods are best to eat on an intermittent fasting diet?* Greatist. https://greatist.com/eat/what-to-eat-on-an-intermittent-fasting-diet

Roach, H. (s.f.). *Intermittent fasting for women in menopause*. Health & Her. https://healthandher.com/expert-advice/weight-gain/intermittent-fasting-menopause/

Roberts, C. (2020, febrero 18). *How to do intermittent fasting safely*. CNET. https://www.cnet.com/health/nutrition/intermittent-fasting-extended-fasts-and-more-how-to-safely-follow-a-fasting-diet/

Robinson, L., & Smith, M. (2023, Abril 26). *Stress management: How to reduce and relieve stress*. HelpGuide. https://www.helpguide.org/articles/stress/stress-management.htm

Roy, C. (2022, octubre 21). The 8 science-backed benefits of strength training. *InsideTracker*. https://blog.insidetracker.com/benefits-strength-training

Sanford, A. (2021, julio 28). *Asian sesame chicken salad recipe*. Foolproof Living. https://foolproofliving.com/almond-and-sesame-asian-chicken-salad/

Sargent, R. (s.f.). *Easy chicken and chorizo rice*. BBC Food. https://www.bbc.co.uk/food/recipes/chicken_and_chorizo_rice_85780

Sasson, R. (2022, Octubre 3). Five reasons why you should think positively. *Success Consciousness*. https://www.successconsciousness.com/blog/positive-attitude/five-reasons-why-you-should-think-positively/

Satiavani, I. (2023, abril 6). *Stomach acid interferes when fasting? Here's how to overcome it*. EMC Healthcare. https://www.emc.id/en/care-plus/stomach-acid-interferes-when-fasting-heres-how-to-overcome-it

Sayer, A. (2022, Noviembre 16). *Intermittent fasting 14/10: The essential guide*. Marathon Handbook. https://marathonhandbook.com/intermittent-fasting-14-10/

Schenkman, L. (2020, Julio 20). *The science behind intermittent fasting—and how you can make it work for you*. TED. https://ideas.ted.com/the-science-behind-intermittent-fasting-and-how-you-can-make-it-work-for-you/

SCITECHDAILY.COM. (2022, agosto 29). *8 ways to curb cravings during intermittent fasting*. SciTechDaily. https://scitechdaily.com/8-ways-to-curb-cravings-during-intermittent-fasting/

*7 simple strategies on how to use flexible intermittent fasting...* (s.f.). HIITBURN. https://hiitburn.com/flexible-intermittent-fasting/

Shah, M. (2022, agosto 2). *A comparison of intermittent fasting and other diets*. HealthifyMe. https://www.healthifyme.com/blog/intermittent-fasting-and-other-diets/

Sharon123. (s.f.). *Spirulina popcorn*. Food. https://www.food.com/recipe/spirulina-popcorn-164917

sheilago7. (2023, setiembre 6). *Sweet teriyaki beef skewers*. Allrecipes. https://www.allrecipes.com/recipe/231664/sweet-teriyaki-beef-skewers/

Shemek, L. (2021, Abril). Top 9 foods to eat while intermittent fasting according to a nutritionist. *iHerb*. https://za.iherb.com/blog/best-intermittent-fasting-foods/1238

Shulman, S. (2018, agosto 31). *Here's what you should be eating while intermittent fasting to make the most of the diet*. Insider. https://www.insider.com/what-to-eat-while-intermittent-fasting-2018-8#:~:text

Singh, M. (s.f.). *Intermittent fasting: Avoid these drinks if you're on this weight loss diet*. Healthshots. https://www.healthshots.com/healthy-eating/nutrition/intermittent-fasting-avoid-these-drinks-if-youre-on-this-weight-loss-diet/

Siri. (2020, julio 21). *9 tips to set a positive mindset for weight loss*. Fat Rainbow. https://www.fatrainbow.com/set-a-positive-mindset-for-weight-loss/

Smila, J., & Chernova, O. (2022, Setiembre 20). *Feast/famine cycling: The ultimate hormone hack*. BiohackingCongress. https://biohackingcongress.com/blog/feast-famine-cycling--the-ultimate-hormone-hack

Sorich Organics Pvt Ltd. (2023, junio 20). *Tired while doing intermittent fasting*. Sorich Organics. https://sorichorganics.com/blogs/health/tired-while-doing-intermittent-fasting

Stanton, B. (2021). *How to choose an intermittent fasting schedule*. Carb Manager. https://www.carbmanager.com/article/yoherxeaaceazayu/how-to-choose-an-intermittent-fasting-schedule

Stephan. (2021, setiembre 6). *Crescendo fasting: The best method for women?* MentalFoodChain. https://www.mentalfoodchain.com/crescendo-fasting-method/

Suazo, A. (2023, setiembre 8). *Types of fasting diets and how to choose the right one*. Bulletproof. https://www.bulletproof.com/diet/intermittent-fasting/fasting-diet-types/

Sugar, J. (2019, Enero 1). *10 things I wish I'd known before starting intermittent fasting*. PopSugar. https://www.popsugar.com/fitness/Intermittent-Fasting-Tips-Beginners-44228449

Sugar, J. (2020, Enero 13). *Is intermittent fasting making you overeat and causing weight gain? Follow these 8 tips*. PopSugar. https://www.popsugar.com/fitness/how-to-prevent-overeating-when-doing-intermittent-fasting-47077261

Sutton, J. (2023, Febrero 23). 10 techniques to manage stress & 13 quick tips. *PositivePsychology.com*. https://positivepsychology.com/stress-management-techniques-tips-burn-out/

Sweet-n-spicy nuts. (2015, diciembre 23). *Delish*. https://www.delish.com/cooking/recipe-ideas/recipes/a45381/sweet-n-spicy-nuts-recipe/

Syeda, A. A. (2021, Abril 5). Tips for a successful start to intermittent fasting. *Clean Eating Magazine*. https://www.cleaneatingmag.com/clean-diet/tips-for-a-successful-start-to-intermittent-fasting/

Taste of Home Editors. (2023, enero 6). Healthy blackberry cobbler. *Taste of Home*. https://www.tasteofhome.com/recipes/healthy-blackberry-cobbler/

Taubert, S. (s.f.-a). 5 ways to overcome a weight loss plateau with intermittent fasting. *BodyFast App*. https://www.bodyfast.app/en/weight-loss-plateau/

Taubert, S. (s.f.-b). *How to strengthen your inner self with intermittent fasting*. BodyFast App. https://www.bodyfast.app/en/boost-inner-self-with-intermittent-fasting/

Taylor, M. (2017, setiembre 22). What you should know about crescendo fasting— The intermittent fasting diet for women. *Prevention*.

https://www.prevention.com/weight-loss/a20493417/the-intermittent-fasting-diet-for-women/

Team Circle. (2022, julio 30). CircleDNA Magazine. https://magazine.circledna.com/how-to-avoid-binge-eating-when-intermittent-fasting/

Tiffany. (2021, mayo 10). Simple apple cider vinegar detox elixir. *Dontwastethecrumbs*. https://dontwastethecrumbs.com/apple-cider-vinegar-detox-elixir/

University of Utah Health. (2020, agosto 27). *The importance of exercise for aging women*. https://healthcare.utah.edu/the-scope/health-library/all/2020/08/importance-of-exercise-aging-women#:~:text

Vetter, C. (2023, febrero 16). *What can you eat or drink when intermittent fasting, and what breaks a fast?* ZOE. https://joinzoe.com/learn/what-to-eat-or-drink-while-intermittent-fasting

von Bubnoff, A. (2021, enero 29). The when of eating: The science behind intermittent fasting. *Knowable Magazine*. https://knowablemagazine.org/article/health-disease/2021/the-when-eating-update-intermittent-fasting

WebMD Editorial Contributors. (s.f.-a). *What is anaerobic exercise?* WebMD. https://www.webmd.com/fitness-exercise/what-is-anaerobic-exercise

WebMD Editorial Contributors. (s.f.-b). *What to know about intermittent fasting for women after 50*. WebMD. https://www.webmd.com/healthy-aging/what-to-know-about-intermittent-fasting-for-women-after-50

*What can you eat or drink while intermittent fasting?* (2023, Setiembre 12). Welltech. https://welltech.com/content/what-can-you-eat-or-drink-while-intermittent-fasting/

What is an eating window? (2023, Agosto 24). *The Holland Clinic*. https://thehollandclinic.com/what-is-an-eating-window/

White, S. (s.f.). *Metabolic switching: Track your intermittent fasting plan.* CareClinic. https://careclinic.io/metabolic-switching/

Whittel, N. (2018, febrero 17). *Autophagy: Intermittent fasting protein cycling (IFPC)*. Naomi. https://naomiw.com/blogs/nutrition/autophagy-intermittent-fasting-protein-cycling-ifpc

Whittel, N. (2022, junio 21). *The small tweak that makes intermittent fasting way more effective for weight loss.* MindBodyGreen. https://www.mindbodygreen.com/articles/how-much-protein-to-eat-while-intermittent-fasting

*Why attitude matters: Positivity and weight loss success.* (s.f.). Delight Medical and Wellness Center. https://www.delightmedical.com/wellness-guide/lifestyle-changes-for-improved-health/why-attitude-matters-positivity-and-weight-loss-success

Wilson, L. (2015, Abril 27). *The importance of a positive mindset.* Welldoing. https://welldoing.org/article/importance-positive-mindset

Winona Editorial Team. (s.f.). *Intermittent fasting and menopause.* Winona Wellness. https://bywinona.com/journal/intermittent-fasting-and-menopause

Wooll, M. (2022, febrero 1). Manage stress and regain control with 20 tips to better living. *BetterUp.* https://www.betterup.com/blog/stress-management-techniques

Your Weight. (2017, agosto 11). Managing social pressure and healthy eating. *Your Weight Matters Blog.* https://www.yourweightmatters.org/managing-social-pressure-healthy-eating/

Yetter, S. (2018, octubre 10). *5 tips to make intermittent fasting easy, fun, and effective.* Lifelong Health Chiropractic Studio. https://www.lifelonghealthchiropractic.com/blog/5-tips-to-make-intermittent-fasting-easy-fun-and-effective

Zambon, V. (2023, abril 25). *What you can and cannot eat and drink while fasting.* Medical News Today. https://www.medicalnewstoday.com/articles/what-breaks-a-fast

Zilli, A. (s.f.). Stuffed portobello mushrooms, sun-dried tomato and basil gratin recipe. *BBC Food.* https://www.bbc.co.uk/food/recipes/stuffedportobellomus_91403

# Referencias de imágenes

Todas las imágenes de este libro han sido facilitadas por su autora.